의료서비스와 문화의 이해

의료통역사를 위한

의료서비스와 문화의 이해

박종덕 · 남경엽 · 임자윤

보무각

• 공저자

박종덕

경기대학교 관광전문대학원 호텔·카지노·컨벤션경영 관광학박사
경기대학교 일반대학원 관광경영학과 경영학석사
경기대학교 평생교육원 MICE·의료관광학과 교수

남경엽

경희대학교 일반대학원 경영학과 경영학박사
경희대학교 경영대학원 경영학과 경영학석사
연세대학교 보건행정학과 보건학사
경희의료원 치과병원 경영기획팀

임자윤

경기대학교 일반대학원 호텔경영학과 관광학박사
경기대학교 일반대학원 호텔경영학과 관광학석사
동남보건대·여주대학교 외래교수

의료통역사를 위한

의료서비스와 문화의 이해

초판2쇄발행 2018년 3월 12일
초판발행 2014년 5월 12일

지은이 박종덕·남경엽·임자윤
펴낸이 이호동
발행처 보문각
블로그 http://blog.naver.com/bomungak
e-mail bomungak@naver.com
주소 서울시 광진구 자양로 314 프레빌 201호
등록번호 302-2003-00085
전화 02)468-0457
팩스 02)468-0458

값 13,000원

ISBN 978-89-6220-213-7 93510

| 머리말

현대 의료산업에서 이슈가 되고 있는 것은 단연 의료관광이다. 의료관광의 광의적 개념으로는 "일상의 생활거주지를 벗어나 장거리 및 해외이동을 통하여 건강, 보양, 예방, 치료 차원의 의료서비스 욕구 충족과 함께 여가, 레크리에이션, 관광의 겸목적 활동을 수반하는 여행형태", 그리고 "자국을 벗어난 해외이동을 통한 관광행위와 함께 전문적인 의료서비스 욕구충족을 위하여 의료기관에서 행해지는 검진, 외과수술과 의학적 치료를 받고자 하는 행위"로 협의적으로 정의할 수 있다. Health tourism형태에서 현대적 의미를 반영한 사회적 현상으로 의료관광이 발전하고 있으며, 치열한 국제적 의료환경에서 살아남기 위해서는 이에 대한 분석과 적응이 필요한 시기이다.

2010년 의료관광에 대한 통계집계가 시작된 이후로 매년 30% 이상 성장을 지속하고 있으며 많은 외국 의료관광객이 우리나라를 찾게 될 것이다. 의료서비스를 받기 위해 방문하는 의료관광객은 다양한 국가에서 우리와 다른 문화적 배경을 가지고 살아온 의료소비자이다.

우리나라 문화를 체험하거나 겪어보지 못한 외국 의료관광객은 문화충격(culture shock)을 경험하게 된다. 이들은 치료에 따른 부담뿐만 아니라 심리적인 혼란, 새로이 적응해야 하는데서 오는 스트레스를 느끼게 된다. 이를 위해 의료관계자는 타 문화에 대한 이해와 존중이 필요하며 이를 기반으로 한 의료서비스가 제공되어야 할 것이다. 직접적으로 의료관광객을 상대해야 하는 의사, 간호사, 국제의료관광코디네이터, 의료통역사뿐만 아니라 환자식의 준비, 종교적 시설의 배려, 의료업무 및 정보 제공에 관련된 전문가에게 기본적 지침으로 활용할 수 있도록 준비되었다.

Part I은 서비스의 이해, 의료서비스에 대한 이해와 특성, 의료서비스 프로세스로서 병원조직, 원무관리, 병원업무에 관련된 의료의 전반적인 기초지식을 소개하였으며, 해외 의료관광객의 관리를 위한 의료관광 관련법규와 의료관광현상에 대하여 살펴보았다.

Part II는 의료와 문화의 관계를 시작으로, 문화의 전반적인 이해와 국가별 문화의 특성, 국제화시대의 커뮤니케이션과 음식문화에 대한 내용을 소개하였다. 마지막으로 주요 의료방문국가의 의료문화적 특성을 종합하여 제시하였다.

집필을 위해 고생한 박영수 조교, 대학원에 진학한 김하윤 학생에게 수고로움에 대한 고마움을 전합니다. 마지막으로 책 발간을 완성할 수 있도록 헌신하여 주신 보문각 이호동대표님에게 감사를 표합니다.

대표저자 박종덕

| 목 차

Part I. 의료서비스의 이해

제1장 의료서비스

제2장 의료서비스 프로세스

Part II. 문화의 이해

제5장 문화의 이해

제6장 국가별 문화의 이해

제7장 국제화시대의 커뮤니케이션

제8장 음식문화의 이해

제9장 각 국가의 의료문화

HEALTHCARE & CULTURE

PART I
의료서비스의 이해

제1장 의료서비스

제2장 의료서비스 프로세스

제3장 의료관련 법규

제4장 의료관광

제 1 장 의료서비스

HEALTH CARE & CULTURE

제 1 절 서비스의 이해

1. 서비스 개념

1) 사전적 의미

서비스의 어원은 라틴어 세르부스(servus: 노예라는 의미)에서 유래된 말이나, 현대의 서비스 개념은 '상대방 또는 다른 사람들에게 혜택을 주는 것들을 총칭'하는 사전적 의미를 가지고 있다.

2) 경영학적 의미

미국마케팅협회(American Marketing Association)에서는 "서비스란 판매목적으로 제공되거나 또는 상품판매와 연계하여 제공되는 여러 활동 편익 만족"이라고 정의하였다. Rathmell은 서비스를 "시장에서 판매되는 무형의 상품"으로 정의하여 많은 마케팅연구자들 및 경제학자들이 서비스를 무형재로 규정하는 정의를 사용하고 있다.

이를 현대적 의미로 종합하면, 서비스는 사람과 제품 또는 정보를 변환하는 활동(차길수, 2008)이라 할 수 있다. 예를 들면, 아픈 고객 즉 환자대상으로 의사나 간호사의 직함을 가진 서비스생산자들은 다양한 생산수단을 활용하여 환자의 병을 치유한다.

표 1-1 서비스의 사전적 의미

구분	의미
국어 사전적 의미	① 사람을 접대함, 또는 그 접대 ② 보수를 바라지 않고 남을 위하여 봉사함, 또는 그 봉사 ③ 상점 따위에서 값을 싸게 하거나 경품 따위를 붙여 파는 것
영어 사전적 의미	① being a servant, position as servant : 하인, 하인으로서의 직책 ② department or branch of public work, government employment : 공직기관, 정부근무, 공무 ③ done to help or benefit another or others : 공헌, 봉사, 공로 ④ benefit, use, advantage : 이익, 유용, 도움, 쓸모 ⑤ system or arrangement that supplies public needs, especially for communications : 공익사업, 시설, 공급, 통신 및 교통시설 ⑥ form of worship and prayer to God : 예배, 의식 ⑦ complete set of plates, dishes, etc for use at table : 식기 따위의 한 벌 ⑧ serving of food and drink(in hotels, etc), work done by domestic servants, hotel staff : 호텔 등에서 음식 시중들기 ⑨ expert help or advice given by manufacturers or their agents after the sale of an article : 판매 후 전문적인 조언, 수리 ⑩ serving of a writ, summons : 영장, 소환장의 송달, 집행

자료 : 도미경, 관광서비스의 이해, 2008, pp.30-31 편집

표 1-2 서비스의 경영학적 의미

학자	정의
AMA(1960)	판매를 목적으로 제공되거나 혹은 제품판매에 수반하여 제공되는 행위 · 편익 · 만족이다
Judd(1964)	기업 또는 기업가의 시장거래대상으로 유형재의 소유권이전이 발생되지 않는 모든 것
Bessom(1970)	가치있는 편익이나 만족을 주는 판매를 위해 제공된 모든 행위, 즉 소비자가 스스로 수행할 수 없거나 수행하지 않기로 선택한 바를 의미함
Blois(1974)	제품의 형태에 물리적 변화를 초래하지 않으며, 편익과 만족을 산출하는 판매를 위해 제공된 행위
Rathmell(1974)	시장에서 구매 · 판매되는 모든 무형적 제품
Hill(1979)	경제주체의 경제활동에 의하여 타경제주체 및 소유물의 상태를 변화시키는 행위
Weinrauch & Piland(1979)	물리적 · 유형적 상품이 관련되지 않는 판매행위

Uhl & Upah(1983)	교환거래로부터 발생하는 다른 경제주체에 의해 수행되는 과업(행위) 혹은 다른 경제주체로의 소유권 이전이 없는 사용을 위한 설비 · 제품 · 행위의 제공으로서 그것은 무형성을 가지고 저장되거나 수송될 수 없는 것이다
Riddle(1986)	서비스수혜자를 위하여 또는 수혜자에 있어서 일종의 변화를 가져오는 시간 · 장소 · 형태의 효용을 제공하는 경제활동
Kotler & Armstrong(1989)	상대방에게 제공될 수 있는 행위 또는 효익을 의미하고, 기본적으로 무형적이며, 소유권 이전이 불가능하고, 유형재와 결부되는 경우도 있다

자료 : 차길수, 서비스인간관계론(2008), p.26.

2. 서비스 구성요소

1) 물질적 요소

서비스를 구성하는 물질적 요소란 서비스기업이 소비자들에게 제공하는 모든 물질적 요소를 포함한다. 여기서 물질적 요소란 마치 제품과 비슷한 것으로 착각하기 쉽다. 그러나 서비스에 있어서 물질적 요소란 제품과는 달리 소비자들이 특정의 서비스를 구매함에 있어서 소유권의 이전이 발생하지 않는 특성이 있다. 예를 들면, 항공사의 항공서비스를 받았다고 해서 비행기나 항공좌석이 이전되지 않는 경우와 같다.

(1) 기능적 요소

소비자에게 제공되는 물질적 요소 중에서 기능적인 측면이 주로 강조되는 부분을 말한다. 예를 들면 병원의 의료시설, 냉난방 시설, 엘리베이터 등은 주로 소비자들이 물질적인 요소들의 기능적 작동으로부터 여러 혜택을 제공받는 부분인 것이다. 따라서 물질적 요소의 원활한 기능적 작동 및 그 성능이 중시되는 항목들이 바로 물질적 측면의 기능적 요소이다.

(2) 환경적 요소

기능적 요소와는 달리 환경적 요소는 물질적 요소의 기능 측면보다는 외형적 모양이 강조되는 부분으로 소비자들에게 시각적 만족과 밀접한 관계가 있다. 환경적 요소의 특성이 가장 두드러지게 나타나는 것으로는 실내장식을 들 수 있다. 실내장식이란 물질적 요소에 있어서 기능적 측면의 가치는 거의 없다고 해도 과언이 아니다. 실내장식의 주목적은 바로 서비스 생산현장의 특정한 분위기의 연출에 있다. 서비스기업은 실내장식을 활용하여 자신의 서비스 생산현장에 어울리는 아늑한 분위기, 편안한 분위기. 고급스러운 분위기 등 나름대로의 분위기를 연출하여 소비자들에게 시각적 만족을 제공할 수 있다.

2) 인간적 요소

인간적 요소란 서비스를 구성하는 매우 중요한 요소의 하나로 서비스요원에 의해서 소비자들에게 제공하는 모든 요소들을 포함한다.

(1) 기능적 요소

기능적 요소란 한마디로 인적 요소 중에서 서비스요원의 직무처리 능력과 밀접한 관련이 있다. 서비스요원들이 담당하는 직무란 같은 서비스기업에 있다 하더라도 서로 다양하다. 각 서비스요원들은 대부분 특정 직무에 전문화되어 있으며, 각각이 담당하는 직무에 따라서 서비스요원에 대한 호칭도 각기 다르게 부여되어 진다. 병원의 경우 의사는 환자의 진료를, 간호사는 의사 진료의 보조를, 약사는 처방전에 따른 약품의 조제를, 등록요원은 환자의 등록업무를 주로 담당하게 된다. 개개의 서비스요원들에게 부여된 다양한 직무를 어떻게 성공적으로 정확하게 처리할 수 있는가가 바로 직무처리 능력, 즉 기능적인 요소를 의미한다.

(2) 인간관계적 요소

서비스 요원의 훌륭한 직무처리 능력으로 소비자들의 욕구는 충족될 수 있기 때문에 서비스기업의 성패를 결정하는 본질적 요소라고도 할 수 있다. 그러나 반드시 이것이 서비스의 인적 요소를 이야기하는 데 있어서 필요충분조건은 아니라는 점이다. 인간관계적 요소란 바로 서비스 요원의 기능적 요소에 의해서 수행된 직무가 실제 소비자들에게 원만한 인간관계를 통하여 효과적으로 전달되느냐의 문제인 것이다. 서비스의 대부분이 이와 같은 인간관계적 요소로 인하여 문제가 발생되는 경우도 많다.

3. 서비스 특징

일반적으로 서비스는 제품과 다른 특징을 가지고 있다. 제조업에 관한 연구에서 발견된 특징과 개념적 모형이 항상 서비스업에 적용될 수 있는 것은 아니다. 이러한 특징들은 경영관리를 어렵게 만들 뿐만 아니라 전통적인 관리방식과는 다른 방식을 요구한다. 그러나 이처럼 전통적으로 지적된 차이들을 자세히 보면 단지 일부분만이 진실이라는 것을 알 수 있다.

표 1-3 제품과 서비스의 차이

구분	제품	서비스
형태	유형	무형
생산과 소비	분리됨	동시에 이루어짐
상품의 성질	동질성 유지, 표준화 용이	표준화 어려움(이질성)
저장성	수요 및 공급 조절가능	저장 불가능
소유권	소유권 이전가능	소유권 이전불가능
고객참여	간접적 참여	직접적 참여

자료 : 신우성, 환대산업서비스(2011), p.21.

① 서비스는 행위 또는 과정이며
② 소유권의 이전을 수반하지 않으며
③ 고객과 서비스제공자 간의 상호작용에 의해 가치가 생산된다.
④ 인적서비스의 의존도가 높으며
⑤ 시 · 공간적 요소의 조절은 서비스의 수요와 공급에 중요한 영향을 미친다.
⑥ 일반적으로 고객의 주관적 판단에 의해 서비스의 평가가 이루어지며
⑦ 서비스의 생산계획이 불확실하다.
⑧ 제품의 경우 소재 및 기술에 민감하나 서비스는 정보 및 커뮤니케이션에 민감한 특징을 가지고 있다.

제 2 절 의료서비스의 이해와 특성

1. 의료시장의 변화

현재 국제적으로 진행되고 있는 의료서비스 산업의 주요한 흐름으로는 보건의료체계의 시장화, 의료서비스의 산업화, 보건의료시장의 세계화 및 개방화 현상을 들 수 있다. 최근 의료수요와 의료에 대한 기대 수준의 증가와 더불어 공급자들에게 변화가 요구되고 있다. 대도시를 중심으로 의료공급증대로 인한 의료 환경의 변화는 국내 의료기관간 경쟁은 물론 의료기관들의 경영 및 서비스에 대한 개선이 요구되고 있다(임형택, 2009).

또한, 의료서비스의 해외소비가 증가함에 따라 해외환자를 유치하는 Medical Travel 또는 Medical Tourism이 새로운 부가가치를 창조하는 산업으로 대두하고 있다. 이것은 의료의 해외소비가 세계화되고 있다는 것을 말해주고 있다. 의료의 해외소비를 촉진하는 주요 요인은 첫째, 최고의 의료기술을 가진 국가에서 치료받기를 원하는 환자의 해외이동이다. 둘째, 의료비가 싼 국가에서 치료를 받기 위한 환자의 이동이다. 셋째, 의료와 관광을 묶은 의료관광이다. 넷째, 의료기술수준이 낮은 국가 국민의 치료를 위한 해외이동이다. 마지막으로, 빠른 의료서비스를 받기 원하는 환자의 해외이동이다. 이와 같이 의료의 해외소비는 급증하고 있으며, 새로운 의료산업으로서 의료관광을 선점하기 위한 국가 간 경쟁도 치열해지고 있다(엄영진, 2010).

2. 의료수요와 공급

의료수요(demand)를 이해하기 위해서는 의료 욕구(need)와 의료 요구(want)를 알 필요가 있다. 의료 욕구와 의료요구는 심리적 개념으로서, 의료욕구는 신체적 · 정신적 이상을 느껴 의료서비스를 받아야겠다고 느끼는 상태이고, 의료요구는 신체적 · 정신적 이상상태에 대한 확신을 가지고 의료서비스를 요구하는 상태이다. 이에 비해 의료수요는 행동적 개념으로서 의료요구를 충족시키기 위해 병 · 의원을 방문하여 진료비를 지불할 용의와 능력이 있는 상태를 말한다.

표 1-4 **욕구, 요구, 수요의 개념**

욕구(needs)	생명체의 유지와 종족의 보존을 위한 생물학적 의미를 포함한 공통적인 것(기본적인 인간의 요구사항)
요구(wants)	욕구를 해결하기 위한 구체적 수단에 보이는 반응
수요(demand)	요구를 충족하기 위한 실제행위로 시간적·공간적·금전적상황이 영향을 미침

1) 의료수요

의료수요는 다른 상품이나 서비스와 달라, 가격과 소득뿐 아니라 다른 여러 가지 요인들(질병요인, 경제적 요인(의료가격과 소득), 인구 · 사회적 요인, 공급요인)에 의해 결정된다.

① 의료수요는 질병의 위급도에 비례하며, 위급할 경우 가격에 대해 완전히 비탄력적이다.

② 의료가격은 의료수요의 결정적 요인이다. 수요의 법칙에 따라 의료가격이 하락하면 의료수요는 증가하고, 의료가격이 인상되면 의료수요는 감소한다.

③ 소득이 증가하면, 의료수요도 증가한다. 그 이유는 소득이 증가하면 의식주를 해결할 수 있는 능력이 증가됨은 물론 병 · 의원을 방문하여 의료서비스를 받을 수 있는 경제적 능력이 향상된다.

④ 의료수요는 연령에 따라 다르다. 일반적으로 연령에 따른 의료수요는 U자 형태를 나타낸다. 이것은 1~5세까지는 질병에 대한 면역성이 적고 자신의 건강에 대한 인식이 적어 기관지나 소화기 계통의 질병에 잘 걸리기 때문에 의료수요가 높고, 65세 이상부터는 만성퇴행성 노인질환이 많고 시간가격이 거의 제로이기 때문에 의료수요가 크기 때문이다.

⑤ 공급자 요인과 관련하여 가장 중요한 것이 공급자에 의한 수요의 창출여부이다. 공급이 증가하면 상호경쟁으로 인해 가격이 하락하여 수요가 증가하는 것이 경제의 법칙이다. 그러나 의료시장에 있어서는 이 법칙이 그대로 적용되지 아니한다. 의사의 공급이 증가해도 가격이 인하되지 않고 의료수요만 증가한다. 이것은 의사가 스스로 수요를 창출하기 때문이라는 것이다.

2) 의료공급

의료공급의 가장 큰 특성은,

① 공급의 법칙이 의료시장에서는 적용되지 않는다는 것이다. 의료공급량을 결정하는 의료가격이 보이지 않는 손인 시장의 기능에 의해 결정되는 것이 아니고 보이는 손인 정부의 정책에 의해 주로 결정되기 때문이다.

② 공급자의 시장진입이 제도적으로 통제되고 있다는 것이다.

③ 면허 제도를 통해 의학교육을 받고 의사시험에 합격한 사람만 의사로 등록시켜 의료행위를 하게 함으로 공급자의 질적인 관리를 통해 공급을 통제한다.

④ 의료의 공급기관인 병 · 의원의 개설이 제한된다.

⑤ 의료공급의 제한으로 인해 공급이 수요에 대해 비탄력적이다(엄영진, 2010).

3. 의료서비스 개념

의료서비스는 근본적으로 의사의 전문적인 진료행위 및 병원의 전반적인 서비스를 구매하게 되는데 일반적으로 상품 구매와 달리 병원의 시설, 규모, 의료 장비, 의사의 전문적 서비스 등 보다 구체적이고 다양한 구매 형태를 가지며 소비자는 최적의 구매 결정을 위한 정보탐색에 많은 노력을 기울이게 된다(유명희, 2010; 우봉식 외, 2010).

의료서비스에 대한 정의는 접근하는 방법에 따라 다양하게 바라볼 수 있다. Lovelock(1983)은 의료서비스에 대하여 사람을 수혜대상으로 하는 무형적 행위로서 보았으며, Evans and Berman(1984)은 의료서비스를 의료 본질적인 행위인 진단, 진료(처방 및 투약)뿐 아니라, 의료행위로 인해 부가적으로 생성되는 의료외적 행위들로 개념화 하였으며, 사람을 수혜대상으로 하는 무형적 행위로서 지적 전문업에 속한다고 정의하였다. 또한 Fetter and Freeman(1986)은 의료서비스를 "의료소비자들에게 제공되는 중간적인 생산물"로 제품을 인식하고 있다. 즉, X-ray, 약물치료, 실험 및 처치 결과 등과 같은 특정상품 및 서비스로 언급했는데, 의료서비스는 개인의 특성에 따라 다양하게 이루어진다.

의료서비스는 의료 기술적 서비스와 의료기술 외적 서비스로 나누어 볼 수 있는데, 의료 기술적 서비스란 현대과학이 기술적 지식에 따라 과학적이고 합리적인 의사결정 과정을 통하여 의료인이 환자의 기대수준에 부응하여 진료과정에 대해 환자에게 충분히 이해시킴으로서 진료과정과 결과에 긍정적인 영향을 줄 수 있도록 신뢰관계를 형성하고, 환자에게 충분히 안락하고 편안하도록 환자중심으로 서비스 되었는지가 중요하다. 의료기술 외적 서비스는 의료서비스의 제도적, 물리적 환경에 관한 사항으로 이것은 의료서비스를 받는 환자들의 만족도에 가장 크게 영향을 줄 수 있는 요인들로서 접근성 및 편의성, 물리적 환경, 인적서비스 등을 말한다(유승흠, 1990).

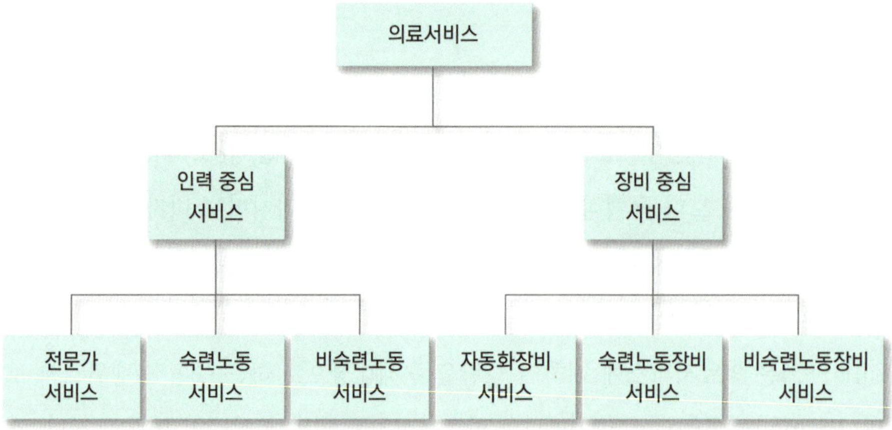

그림 1-1 의료서비스 구성

의료서비스의 구성요소에 대하여 논하기 위해 Thomas(1978)가 분류한 서비스 분야의 특성에 따른 분류를 의료서비스에 적용해 보면, 우선 서비스 제공과정의 핵심이 인력인지, 장비인지에 따라 구분할 수 있으며 이중에서 인력중심의 서비스는 다시 전문가 서비스, 숙련노동이 필요한 서비스, 비숙련 노동 서비스 등으로 세분할 수 있다. 장비중심의 서비스의 경우에도 자동화 장비, 숙련 노동인력에 의해 운영되는 장비, 비숙련 노동인력에 의해 운영되는 장비로 구분할 수 있다.

미국의사협회(AMA : American Medical Association)의 의료서비스 개념은 의사들이 예방 · 진단 · 병 · 부상 · 질병 또는 그것들로 조합된 증상 · 장애 · 기능적 한계의 치료와 재활치료를 목적으로 하는 것들로 일반적으로 인정된 의료행위의 기준에 부합된, 임상적으로 유형 · 빈도 · 정도 · 위치 · 지속기간에 있어서 적합해야 하며, 다른 의료인의 편의를 위하는 것이 아닌 환자들에게 제공되어야 한다는 것이다(박종덕, 2013). 상기와 같이 제시된 의료서비스의 개념들을 종합하면, 의료서비스란 전문 의료기관에서 병의 예방과 치료를 목적으로 환자들에게 제공되는 모든 서비스로 결론지을 수 있다.

4. 의료서비스 단계

의료서비스는 서비스공급자(의료기관)와 의료소비자(환자)와의 거래를 하는 시점을 기준으로 서비스단계를 분류할 수 있다. 사전 서비스(Before Service)와 제공시점 서비스(On Service), 사후 서비스(After Service)로 구분할 수 있다.

① 사전 서비스 : 병원에 대한 정보수집에 따른 광고와 안내 등 고객이 병원에 직접 방문하여 의료서비스를 경험하기 전까지의 서비스 단계
② 제공시점 서비스 : 환자가 직접 경험하게 되는 서비스로 의사의 진찰, 검사 등이 이루어지는 단계
③ 사후 서비스 : 병원에서 서비스를 경험한 환자를 대상으로 서비스에 대한 평가를 확인하고 만약 불만사항이 있다면 문제를 해결하거나 이후 서비스에 대한 안내

5. 의료서비스 산업

의료서비스 산업은 의료 종사자가 의료서비스를 제공하는 과정에서 형성되는 산업을 총칭한다. 보건의료기본법 제3조에서는 의료서비스 산업을 "국민의 건강을 보호 증진하기 위해 보건의료인이 행하는 모든 활동과 관련된 산업"으로 규정한다. 의료서비스산업에는 공급자인 병 · 의원, 소비자인 환자, 보험자인 건강보험이 삼각축을 형성하며, 연관 산업으로는 제약과 의료기기산업 등이 존재한다.

의료서비스는 병 · 의원뿐만 아니라 조산원, 호스피스 등 다양한 의료기관에서 제공되는 포괄적인 서비스를 의미한다. 대표적인 의료서비스 공급자는 병 · 의원과 약국으로, 여기에는 일반 병 · 의원 외에 한방 병 · 의원, 보건소 등이 포함되며 이외에도 조산원, 산후조리원, 실버타운, 학교, 교도소, 군대 등에서 제공되는 의료서비스도 의료서비스 산업의 영역에 해당한다.

표 1-5 의료서비스 공급자의 분류

대분류	소분류	비 고
병·의원	일반 병·의원	- 병상기준으로 30병상 이상은 병원, 이하는 의원 - 국공립 및 민간 병 · 의원을 모두 포함
	한방 병·의원	
	치과 병·의원	
	요양병원	
	보건소	
약국	약국	
기타 의료기관	조산원	- 병·의원, 약국 외 기타 의료기관에서 제공되는 의료서비스 - 기타 의료기관 외 학교, 군대 등에서 제공되는 의료서비스도 포함
	호스피스	
	산후조리원	
	접골원	
	학교 양호실	
	군대 및 교도소의 의무실	
	기타	
유관기관	대한적십자사	- 대한적십자사, 결핵협회 등에서 제공하는 검사 및 검진서비스
	대한결핵협회	
	기타	

자료 : 삼성경제연구소(2007)

의료서비스의 가장 큰 특징은 국민건강을 보호하고 증진하는 등 공공적 성격을 가지며, 각 국가별로 독자적인 체계를 구성하여 운영된다는 점 그리고 전체 보건산업의 구심점을 하고 있다는 점을 들 수 있다. 의료서비스 산업은 개인의 의료 소비로 개인의 생산성이 향상될 뿐만 아니라 사회 전체의 후생이 증대되는 공공성이 강한 산업이다. 의료서비스 산업에 대한 높은 접근성은 국민의 건강 수준을 향상시키며, 이는 국가 전체의 생산성 생산 향상과 경제 발전에 기여한다. 또한 의료서비스 산업은 외부 효과가 큰 재화로서 개인의 의료소비는 가족 또는 사회의 편익을 증대한다. 또한 의료서비스 산업은 생산 주체인 동시에 보건 산업 제품 및 기술을 소비하는 주체로서 그 역할을 하고 있다(김동백, 2007; 임형택, 2009; 유명희, 2010).

의료서비스 산업은 건강 및 복지 측면에서의 중요성은 물론 경제적 측면에서도 중요성을 갖는다. 첫째로 의료산업은 21세기형 미래 산업이다. 소득수준의 향상 및 고령화의 급속한 진전으로 인해 소비자의 욕구도 다양화되어지고 소비패턴이 고급화되고 있다. 둘째, 의료산업은 고부가가치형 고성장산업이다. 의료산업은 첨단기술을 토대로 한 지식집약형산업으로 부가가치 창출도가 다른 산업에 비해 현저히 높다. 셋째, 다른 산업부문에 대한 성장선도 산업이다. 특정 산업에서의 수요 및 생산증가는 직 · 간접적으로 다른 산업부문의 생산증가를 유발시키는데 의료산업의 경우 다른 산업부문에 대한 생산유발효과가 매우 커서 다른 산업부문의 성장을 주도해 나갈 수 있는 잠재력이 매우 큰 것으로 평가되고 있다(이견직, 2010). 의료서비스 산업의 특성은 높은 진입장벽과 우월적 지위를 가지고 있으며, 규제가 심한 공공재적 산업 그리고 차세대 신성장 동력 산업으로 요약할 수 있다. 이를 제시하면 다음 〈표 1-6〉과 같다.

표 1-6 국내 의료서비스 산업의 특성

특 성	내 용
높은 진입장벽과 우월적 지위	·의료기관 개설은 의료인, 의료법인, 비영리법인, 정부기관외에는 허용되지 않음 ·영리의료법인에 대한 진입제한은 의료인의 독점적 지위를 강화하는 결과 초래 ·소비자 무지는 산업 내 공급자의 위치를 더욱 강화함
규제가 심한 공공재적 산업	·의료서비스의 가격과 행위에 대한 규제가 심한 산업 ·개인의 의료소비로 본인의 생산성이 향상될 뿐만 아니라 사회전체의 후생이 증대되는 등 공공성이 강한 산업 ·정부가 고시하지 않은 의료서비스를 제공하는 것은 불법
차세대 신성장 동력 산업	·의료서비스 산업은 1인당 부가가치가 제조업의 1.8배, 고용창출 효과는 약3.3배 큰 산업 ·사람이 서비스의 주체가 되는 노동집약적 산업인 동시에, 지식이 경쟁력의 핵심이 되는 지식집약적 산업 ·최근 들어 국가 간 교역이 점차 증가하고 서비스장벽이 무너지기 시작하면서 의료서비스 산업의 국제가 빠르게 진전되고 있음

자료 : 삼성경제연구소, 2007(논자 요약정리)

6. 의료서비스 특성

많은 마케팅 연구를 통해 밝혀진 서비스재의 특성을 설명하는데 있어 무형성, 생산과 소비의 동시성, 생산과정에 소비자 참여, 이질성 그리고 소멸성을 대표적으로 든다. 의료서비스 상품도 서비스의 특성을 가지고 있다.

1) 무형성(Intangibility)

무형성은 유형의 제품과는 달리 서비스는 구매 이전에는 볼 수도 느낄 수도 맛볼 수도 냄새 맡을 수도 들을 수도 없다. 서비스는 실체가 아닌 수행 · 체험 · 경험이기 때문이다. 서비스 제공자는 고객에게 서비스를 보여주기 위하여 전시하거나 설명하는데 어려움이 있으며, 서비스 구매자는 제공되는 서비스에 대해 오감을 이용한 평가를 할 수 없기 때문에 서비스에 대한 모호한 이미지를 가지며 또한 평가에 어려움이 많다. 따라서 소비자의 구매는 신용에 바탕을 둔 신용구매인 경우가 많으며 제공되는 서비스의 질은 서비스 자체와 주변의 환경에 따라 평가되는 경향이 많다.

의사는 환자에게 의료서비스의 질을 보여주기 위하여 전시하거나 설명하는데 어려움이 있으며, 환자는 자신이 받는 의료서비스의 질을 평가하기가 어렵기 때문에, 의사를 선택할 때 자신의 의사에 대한 신뢰와 희망에 의해 좌우되는 경향이 많다. 또한 자신이 받은 의료서비스의 질을 평가 할 때, 의사의 평판, 의사의 의료행위, 주변의 환경, 장소의 편익, 다른 의사가 제공하는 의료서비스의 질 등에 의해 평가한다.

2) 비분리성(Inseparability) : 생산과 소비의 동시성 & 생산과정에 소비자 참여

서비스 경험은 동시에 생산되고 소비된다는 것을 의미한다. 유형재는 먼저 생산되고 보관할 수 있지만, 서비스는 생산, 판매, 사용, 평가가 동시에 이루어진다. 많은 서비스들이(의료서비스, 호텔, 여행, 항공, 교통 등) 생산과정에는 고객의 참여가 필수적이며, 구매자는 생산과정에서 종사원과 직접적인 접촉을 하며 참여한다. 생산과 소비의 동시성은 또한 생산자와 판매자가 일체감을 형성하여 서비스 행위를 창출한다는 것을 의미한다.

의료서비스 상품도 마찬가지로 생산과정에서 반드시 환자가 참여하여야 하며, 의사의 치료과정에 환자가 계속 참여하는 직접적인 접촉이 이루어진다. 또한 의사와 환자는 일체감을 형성하면서 치료행위에 동참하는 고도의 상호작용을 갖게 된다. 따라서 개개의 환자-의사의 만남은 환자만족을 창출하는 기본적 영역이 될 수 있다.

3) 이질성(Heterogeneity)

서비스는 또 다른 특징으로 이질성을 들 수 있는데, 그 이유는 서비스 경험의 질은 고객의 지각(Perception)에 의해 측정되기 때문이다. 서비스는 많은 종류의 상품과 서비스를 포함하고 있으며 선호하는 상품과 서비스도 고객마다 다르기 때문에 실로 매우 복잡하다고 할 수 있다. 서비스는 고객과 서비스 제공자의 감정적 반응에 전적으로 의지할 수밖에 없기 때문에 표준화하기가 어렵다.

의료서비스의 수행에 있어서도 다양한 이질성이 존재한다. 유형재는 생산과정 및 유통과정에서 엄격한 품질관리를 실시할 수 있어 고도의 품질을 유지할 수 있으나, 의료서비스는 무형재이고, 생산과 소비가 환자 앞에서 이루어지며, 환자의 상태도 다양하기 때문에 의료서비스 제공자의 능력에 의해서 제공되는 의료서비스의 질에 따라서 받아들이는 정도가 일정치 않을 것이다. 또한 같은 의료서비스일지라도 다른 의료서비스 제공자에 의해 제공될 때에는 다른 질을 가질 수밖에 없다. 동일인에 의하여 동일한 서비스가 제공되어지는 경우에도 서비스 제공시점에 따라서 서비스의 질이 일정하지 않을 수도 있다. 왜냐하면, 서비스제공자 환자의 심리상태가 항상 일정하지 않기 때문이다. 이를 극복하기 위해 의료서비스 상품의 일관성을 유지하기 위해 의료관광 상품의 표준화와 품질관리에 신경을 써야 한다.

4) 소멸성(Perishability)

소멸성이란 서비스는 저장되어질 수 없는 것을 의미한다. 서비스 상품은 생산과 소비가 동시에 일어나기 때문에 저장이 불가능하며, 한번 잃은 서비스 기회는 회복하기가 어렵다. 유형재의 제품은 만들고 소비가 안 되면 저장했다가 나중에 팔면 되지만, 서비스는 생산과 소비가 동시에 이루어지므로 미리 생산되기 불가능하고, 일정시점에서 소비되거나 사용되지 못한 서비스는 영구히 소멸된다. 시간을 거꾸로 되돌릴 수 있다면 가능하다. 병원의 빈 병실, 대기실의 빈 좌석, 의사나 간호사, 약사 그리고 의료요원들의 대기, 수입의 보상은 결코 보상되지 않는다.

서비스는 수요예측이 어렵다. 수요가 많다고 해서 공급을 늘리거나(병원시설, 장비, 인력) 줄이기가 쉽지 않다. 그러므로 수요와 공급을 조정하거나 수요예측에 대비한 전략적 운영이 필요하다.

표 1-7 의료서비스의 기본적 특징

종 류	문제점	해결방법
무형성	·저장불가능 ·특허를 통한 서비스 보호 불가능 ·진열 및 커뮤니케이션 불가능 ·모호한 준거가격 ·표본추출의 어려움	·물리적 증거제시(의료시설, 인테리어, 장비, 스텝들의 복장 및 태도 등) ·인적자원을 활용한 정보제공 ·구전 커뮤니케이션의 활성화 ·독창적인 병원이미지 창출 ·고객 접촉빈도 강화 ·제공되는 서비스 효과와 이익 강조 ·구매 후 커뮤니케이션 지속
이질성	·표준화의 어려움 ·서비스 품질 관리의 통일화, 통제화 어려움	·서비스의 표준화 ·패키지 서비스 상품 개발 ·서비스의 기계화 강화 ·맞춤식 서비스 실행
비분리성	·서비스생산에 고객의 참여 필수 ·직접 판매만이 가능 ·집중적인 대량 생산 불가능	·직원 선발 및 교육에 중점 ·서비스 공급자의 자동화 강화 ·고객관리의 체계화 필요 ·병원 네트워크와 같은 다수의 점포 입지전략 필요
소멸성	·보관 불가능 ·재판매 불가능 ·수요 및 공급 균형의 어려움	·수요와 공급의 관리 ·수요변동에 대한 대비

자료 : 최영진, 병원코디네이터, p.104

7. 의료기관 및 의료관광 선택속성

1) 의료기관 선택속성

일반적으로 의료소비자가 의료기관 및 서비스를 선택하기 위해서는 매우 다양한 요인들이 복잡하게 연계되어 있다. 환자에게 있어 어느 의료기관을 선택하여 진료받을 것인가는 매우 중요한 문제이기 때문에 환자는 의료기관을 선택할 때 여러 가지 조건과 상황을 고려하고, 위험지각을 최소화하기 위해 다양한 의사결정과정을 거치게 된다.

표 1-8 의료기관 주요 선택요인

연구자	선택요인
조우현 외(1992)	질적요인(전문성, 인력, 시설규모, 지명도) 편의성 요인(접근성, 진료절차, 친절성, 청결성, 단골병원)
박용억(2000)	의료진의 친절도, 종합만족도, 진료비, 전반적인 환경상태, 의사의 수준
최용환(2001)	우수한 의료진, 친절한 서비스, 근거리, 시설장비
윤여룡 외(2003)	권위(실력)있는 의사, 세계적 명성과 신뢰성, 의사의 상세한 설명, 현대적 의료장비, 편리한 진료절차
김은옥 외(2004)	친절성, 명성과 전문성, 편리성과 경제성
김미교(2007)	병원의 평판, 내적 물리적 환경, 인적 서비스 품질, 의료 서비스 품질
김양균 외(2009)	서비스, 의료기관의 명성, 의료기관의 규모
박민향(2009)	접근성, 인적요소, 내부시설, 이용절차, 병원평판, 고객만족, 고객충성도
부창산(2009)	의료진의 전문성, 의료수준, 병원의 명성, 첨단의료시설
Wind & Spitz(1976); Malhotra(1983)	병원의 유형, 물리적인 외관, 접근성, 의사의 명성, 의사의 예약, 1일 병실요금
Miller & May (2006)	접근성, 좋은 평판, 대기시간, 특정 수술의 성공률, 브랜드, 인테리어, 안락한 환경, 병원에서 제공하는 음식, 주차 편리성, 쾌적성
Dixon(2009)	병원청결과 낮은 감염율, 의료의 질, 대기시간, 직원친절, 병원의 명성, 위치 또는 교통

제 연구결과를 토대로 하여 의료소비자가 의료기관을 선택하는데 있어 작용하는 주요 요인으로는 접근성, 의료진의 실력, 친절성 등이 존재한다.

2) 의료관광 선택속성

의료와 관광이 복 · 융합화한 의료관광은 의료적인 선택속성과 관광적인 선택속성이 혼합되어 있음을 알 수가 있다.

표 1-9 의료관광 주요 선택요인

연구자	선택요인
홍현아(2007)	의료기술의 현대성, 의료서비스의 차별성
박봉규(2008)	의료기술의 현대성, 관광지역의 안정성, 의료관광비용 적정성
한국관광공사(2008)	서비스차원(의료진의 수준, 의료기관의 신뢰성, 시설 및 설비) 서비스지원차원(인적서비스, 비용, 이용편리성, 커뮤니케이션, 사후 서비스, 다양한 연계관광상품, 보험사연계)
김혜영(2009)	의료관광의 신뢰도, 의료관광비용, 이용의 편리성
이은미 외(2009)	의료기술의 우수성, 의료진의 신뢰
김미주(2009)	의료비용, 관광비용
전제란(2009)	의료기술, 의료비용, 의료진원, 의료상품
김미경(2010)	의료수준 및 여건
이희승 외(2010)	의사와의 원활한 의사소통, 적절한 의료비용, 병원의 위생 · 청결상태, 편리한 검진절차, 최신의료장비의 도입, 의료진의 능력과 명성
장양례(2011)	의료진의 전문성, 의료서비스의 안정성, 사후관리, 의사소통, 최첨단 시설
York(2008)	의료품질, 비용절감 요인, 위생이나 건강에 관련된 이미지

Check up TEST

핵심연습문제

제1장 의료서비스

01 "서비스"의 현대적 사전적 의미가 아닌 것은?

① 사람을 접대하는 행위

② 보수를 바라지 않고 남을 위해 봉사함을 의미

③ 판매 후 전문적인 조언, 수리

④ 노예

02 "서비스"의 경영학적 의미에서 틀린 것은?

① 상품판매와 연계하여 제공되는 편익

② 시장에서 판매되는 무형의 상품

③ 사람과 제품 또는 정보를 변환하는 활동

④ 판매에 있어 소유권 이전이 발생

HINT >>> 서비스의 가장 큰 특징은 소유권 이전이 발생되지 않음

03 서비스 구성요소에서 기능적 요소에 해당되지 않는 것은?

① 실내장식 ② 의료시설

③ 냉난방시설 ④ 엘리베이터

HINT >>> 환경적요소(로비, 실내장식 등)

04 서비스에 있어 인간적 요소는 중요하다. 다음 중 성격이 다른 요소를 고르시오.

① 인적 기능적 요소　② 직무처리능력
③ 직무의 전문화　④ 인간관계적 요소

HINT >>> 인적요소의 기능적 요소와 인간관계적 요소의 구분

05 다음 중 제품의 특성이 아닌 것은?

① 유형성　② 생산과 소비의 분리
③ 수요와 공급의 조절이 가능　④ 고객의 직접적 참여

06 다음 중 서비스의 특성이 아닌 것은?

① 생산과 소비의 동시성　② 저장의 불가능
③ 소유권 이전의 불가능　④ 고객의 간접적 참여

07 서비스의 특성이 아닌 것은?

① 인적서비스의 의존도가 높음
② 고객의 주관적 판단에 의해 품질평가
③ 정보 및 커뮤니케이션에 민감
④ 소유권 이전을 수반

08 국제 의료서비스산업의 주요한 흐름이 아닌 것은?

① 의료수요의 증가와 공급의 감소
② 보건의료체계의 시장화
③ 의료서비스의 산업화
④ 보건의료시장의 개방화

09 다음 내용을 설명하는 용어를 고르시오.

· 요구를 충족하기 위한 실제행위로 시간적 · 공간적 · 금전적 상황이 영향을 미침

① 요구
② 욕구
③ 수요
④ 수요량

10 의료수요에 대한 내용 중 맞는 것을 고르시오.

① 의료수요는 질병의 위급도에 반비례
② 의료가격이 하락하면 의료수요는 감소
③ 의료가격은 의료수요의 결정적 역할
④ 소득이 증가하면 의료수요는 감소

11 의료공급에 대한 내용 중 틀린 것은?

① 공급의 법칙이 의료시장에는 적용되지 않음
② 공급자의 시장진입이 제도적으로 통제
③ 병의원의 개설 제한
④ 의료공급이 의료수요에 대해 탄력적

12 다음 중 의료서비스의 개념 중에서 올바르지 않는 것은?

① 의료서비스는 의사의 진료행위와 병원의 전반적 서비스에 대한 구매
② 의료소비자들에게 제공되는 최종 생산물
③ 사람을 수혜대상으로 하는 무형적 행위
④ 소비자는 최적의 서비스를 받기위해 정보탐색에 많은 시간을 투자

13 다음 중에서 의료기술적서비스에 해당하는 것을 찾으시오.

① 제도적 환경 ② 물리적 환경
③ 접근성 및 편의성 ④ 신뢰관계형성

14 의료서비스 단계에서 의사의 진찰 · 검사 등이 이루어지는 단계를 고르시오.

① 사전서비스단계 ② 제공시점서비스
③ 예약단계 ④ 사후서비스단계

15 의료서비스산업의 3각 축이 아닌 것은?

① 병 · 의원 ② 환자
③ 제약과 의료기기 ④ 건강보험

HINT >>> 의료연관산업

16 국내 의료서비스산업의 특징이 아닌 것은?

① 다른 산업부문에 대한 생산유발효과가 적음

② 차세대 신성장 동력산업

③ 규제가 심한 공공재적 산업

④ 높은 진입장벽과 우월적 지위

17 다음 중 의료서비스의 4대 특성이 아닌 것은?

① 유형성 ② 비분리성

③ 이질성 ④ 소멸성

18 서비스에 대한 모호한 이미지를 가지며 또한 평가에 어려움을 가지는 의료서비스의 특성은?

① 비분리성 ② 이질성

③ 무형성 ④ 소멸성

19 환자가 병원에 꼭 방문하여야 하고, 의사가 직접 환자를 진찰해야하는 서비스 특성은?

① 비분리성 ② 이질성

③ 무형성 ④ 소멸성

20 고객의 지각에 의해 발생하는 서비스특성은?

① 비분리성 ② 이질성
③ 무형성 ④ 소멸성

21 동일인에 의해 동일한 서비스를 제공하여도 품질이 일정하지 않는 서비스특성은?

① 비분리성 ② 이질성
③ 무형성 ④ 소멸성

22 수요와 공급을 조정하거나 수요예측에 대한 전략이 필요한 서비스특성은?

① 비분리성 ② 이질성
③ 무형성 ④ 소멸성

23 서비스의 표준화를 이룸으로서 해결할 수 있는 서비스의 특성은?

① 비분리성 ② 이질성
③ 무형성 ④ 소멸성

정답

1. ④ 2.④ 3.① 4.④ 5.④ 6.④ 7.④ 8.① 9.③ 10.③
11.④ 12.② 13.④ 14.② 15.③ 16.① 17.① 18.③ 19.① 20.②
21.② 22.④ 23.②

제2장 의료서비스 프로세스

HEALTH CARE & CULTURE

제 1 절 병원의 유형

의료법에 의해 종합병원, 병원, 요양병원, 한방병원, 치과병원, 의원, 한의원, 치과의원, 조산원 등으로 구분한다. 이러한 구분 외에 일정 시설과 장비, 인력요건을 갖춘 종합병원 중에서 중증질환에 대하여 난이도가 높은 의료행위를 전문적으로 하는 종합병원을 보건복지부장관이 상급병원으로 지정하여 운영하고 있으며, 병원급 의료기관 중에서 특정 진료과목이나 특정 질환 등에 대하여 난이도가 높은 의료행위를 하는 병원을 전문병원으로 지정할 수 있다.

1. 의원급 의료기관

의사, 치과의사 또는 한의사가 주로 외래환자를 대상으로 각각 그 의료행위를 하는 의료기관으로 종류로는 의원, 치과의원, 한의원이 있다.

2. 병원급 의료기관

의사, 치과의사 또는 한의사가 주로 입원환자를 대상으로 의료행위를 하는 의료기관으로서 그 종류로는 병원, 치과병원, 한방병원, 요양병원이 있다.

(1) 병원(치과병원 · 한방병원 · 요양병원)

30개 이상의 병상(병원, 한방병원만 해당한다) 또는 요양병상(요양병원만 해당하며, 장기입원이 필요한 환자를 대상으로 의료행위를 하기 위하여 설치한 병상을 말한다)을 갖추어야 한다.

(2) 종합병원

기본적으로 100병상 이상을 갖춰야 하며, 100병상 이상 300병상 이하인 경우에는 내과 · 외과 · 소아청소년과 · 산부인과 중 3개 진료과목, 영상의학과, 마취통증의학과와 진단검사의학과 또는 병리과를 포함한 7개 이상의 진료과목을 갖추고 각 진료과목마다 전속하는 전문의를 두어야 한다.

300병상을 초과하는 경우에는 내과, 외과, 소아청소년과, 산부인과, 영상의학과, 마취통증의학과, 진단검사의학과 또는 병리과, 정신건강의학과 및 치과를 포함한 9개 이상의 진료과목을 갖추고 각 진료과목마다 전속하는 전문의를 두어야 한다.

종합병원은 필수진료과목 외에 필요하면 추가로 진료과목을 설치 · 운영할 수 있다. 이 경우 필수진료과목 외의 진료과목에 대하여는 해당 의료기관에 전속하지 아니한 전문의를 둘 수 있다.

(3) 상급종합병원

보건복지부장관은 종합병원 중에서 중증질환에 대하여 난이도가 높은 의료행위를 전문적으로 하는 종합병원을 상급종합병원으로 지정할 수 있다.

보건복지부장관은 상급종합병원 지정을 하는 경우 해당 사항 및 전문성 등에 대하여 평가를 실시하여야 하며, 지정받은 종합병원에 대하여 3년마다 평가를 실시하여 취소할 수 있다.

(4) 전문병원

보건복지부장관은 병원급 의료기관 중에서 특정 진료과목이나 특정 질환 등에 대하여 난이도가 높은 의료행위를 하는 병원을 전문병원으로 지정할 수 있다.

전문병원은 특정 질환별 · 진료과목별 환자의 구성비율 등 보건복지부령으로 정하는 수 이상의 진료과목을 갖추고 각 진료과목마다 전속하는 전문의를 갖추어야 한다.

보건복지부장관은 전문병원으로 지정하는 경우 진료의 난이도 등과 의료기관에 대하여 3년마다 평가를 실시하여야 한다.

제 2 절 병원조직의 기능과 역할

1. 병원조직의 특성

병원조직은 다음과 같은 일반적인 기업조직과는 다른 특성을 가졌다.

① 병원은 사업목적이 다양하다. 즉, 병원은 진료와 질병예방, 교육과 연구, 사회봉사 등 매우 다양한 사업목적을 가지고 있다.

② 병원은 복잡한 전환과정을 거쳐 서비스를 생산한다. 환자에 대한 진료행위는 여러 전문인력의 협력과 보조인력의 지원이 유기적으로 연계됨으로써 가능하다.

③ 병원은 자본집약적이고 노동집약적인 경영체이다. 병원을 개원하기 위해서는 건물, 설비, 고가 의료장비 등 대단히 자본집약적이고, 의료서비스는 장기간 교육을 받은 의료인의 노동력에 의존하고 있다.

④ 병원은 생산된 서비스의 품질 관리가 대단히 어려운 특징이 있다. 왜냐하면 서비스의 대상이 사람이고, 사람에 따라 서비스의 내용이 각기 다를 뿐만 아니라 객관적인 평가가 지극히 어렵기 때문이다.

⑤ 병원은 경영목적이 상충적이다. 병원조직의 경영목적은 양질의 진료를 저렴하게 제공하는 것이므로 상충적 요소를 배제하기가 어렵다.

⑥ 병원조직은 과업관리가 어려운 특성이 있다. 병원은 환자진료뿐만 아니고 지역사회에 대한 봉사와 전공의 및 의과대학 학생의 교육 등 다양한 역할을 하므로 과업관리가 용이하지 않다. 질병의 특성상 진료가 확정적일 수 없으며, 업무성과에 대한 객관적 측정지표를 산출하기가 매우 곤란하다.

⑦ 병원조직은 그 구성원이 매우 다양하다. 병원에 종사하는 인력의 직종이나 교육수준이 다양하며, 여성인력의 비중이 크다.

⑧ 병원조직의 관리체계상의 특징으로는 지배권이 진료와 관리로 이원적이고, 인력, 시설, 물자 등 투입 요소에 대한 관리의 복잡성과 다양한 직종 간에 발생할 수 있는 갈등의 관리 기전이 없다는 점이다.

2. 병원의 조직구성원

병원을 구성하고 있는 중요한 조직 구성원은 의료직, 간호직, 약무직, 의료기사직뿐만 아니라 행정 · 기술 · 기능직이다.

표 2-1 주요 병원 조직구성원

의료직	의사, 인턴, 레지던트, 임상의사, 임상강사, 전임의
간호직	간호사, 간호조무사 등
약무직	약사 등
의료기사직	의료기사, 영양사 등
행정직	행정사무관리직종 등
기술직	의공, 건축, 기계, 전기, 소방 등
기능직	운전, 조리, 배선, 경비 등

1) 조직구성원의 업무

(1) 진료(진단과 치료)

① 외래, 입원, 치료

② 임상병리검사, 방사선 촬영

③ 조제, 투약, 물리치료, 영양관리

(2) 진료지원업무

① 의료기기, 의료재료, 물품의 공급유지(중앙공급, 의공)

② 의무기록관리

③ 세탁, 린넨류 공급, 환자 운송

(3) 교육 · 연구업무

① 의료인 교육

② 직원교육

③ 의학연구

④ 지역주민 교육

(4) 사무관리

① 원무관리

② 의료사회사업

③ 인사, 노무, 회계, 재무, 물자, 비상계획

④ 기획, 예산, 경영분석, 감사 등

(5) 기술업무

① 건축, 토목, 원예

② 시설설비

(6) 기능 · 보조 업무

영선, 경비, 청소, 운전, 교환, 조리, 취사, 영안 등

3. 병원의 진료분야

1) 의료법상 진료과목

(1) 내과(Medicine)

인체의 질환을 검사하고 약물치료 등 비수술적으로 치료하는 진료과로서 주요 진료영역은 몸속의 장기들로 위, 십이지장, 간, 폐, 심장, 췌장, 대장, 소장 등이다.

(2) 신경과(Neurology)

뇌혈류성질환, 혈관성치매, 노인병, 중풍 등 노인과 관련된 질환이 많다. 근육의 활동정도를 측정하는 근전도검사를 담당하기도 한다.

(3) 정신과(Neuropsychiatry)

정신적으로 불안정한 질환을 가진 사람을 치료하는 치료과다. 특히 현대 사회에서 나타나는 각종 불안과 스트레스를 담당한다. 주요 치료방법은 심리검사, 면담, 행동치료, 작업치료 등이다.

(4) 외과(General Surgery)

인체의 질환을 수술적으로 치료하는 진료과다. 주요 진료영역은 위암, 대장암, 유방암, 대장 및 소장의 질환, 간장질환, 사지혈관질환 등이다.

(5) 정형외과(Orthopedic Surgery)

주로 사지의 근골계통의 질환을 수술적으로 치료한다.

(6) 신경외과(Neurosurgery)

뇌혈관질환, 뇌종양, 척추분야 및 말초신경손상 등의 부분을 치료하는 진료과다.

(7) 흉부외과(Thoracic and Cardiovascular Surgery)

선천성 심장병, 관상동맥질환, 심혈관판막질환, 폐암, 식도암 등 흉부질환을 치료하는 진료과다.

(8) 성형외과(Plastic Surgery)

유방재건술, 비만제거술, 반흔제거술, 피부이식술 등을 담당하는 진료과다.

(9) 산부인과(Obstetrics & Gynecology)

산모진료, 분만, 자궁암, 폐경기질환, 부인질환 등을 치료하는 진료과다.

(10) 소아청소년과(Pediatrics)

어린이 및 청소년 질환을 담당하는 진료과다. 병원에 따라서 소아신장, 소아비만, 소아혈액종양 등을 전문화하여 진료하는 경우도 있다.

(11) 안과(Ophthalmology)

녹내장, 백내장, 굴절이상, 누낭염 등 눈 부분의 질환을 치료하는 진료과다. 요즈음은 엑시머레이저수술로 시력교정술을 담당하고 있다.

(12) 이비인후과(Otorhinolaryngology)

중이염 등 청력기능질환, 부비동염 등 축농증, 코뼈이상, 편도선 등 후두질환을 치료하는 진료과다.

(13) 피부과(Dermatology)

피부박피술, 흉터제거, 액취증, 백반증, 문신제거 등을 치료한다.

(14) 비뇨기과(Urology)

배뇨장애, 전립선비대, 여성요실금, 성교통증, 만성골반통증환자 등을 치료한다.

(15) 마취통증의학과(Anesthesiology)

수술 시 마취와 만성통증환자의 통증조절 등을 담당한다. 요즈음 무통마취, 무통분만, 암환자의 통증을 조절한다.

(16) 영상진단의학과(Diagonostic Radiology)

진료지원부서로서 인체의 부위를 방사선으로 촬영하고 사진을 판독하는 진료과다. 방사선기사들이 사진촬영을 담당하나 초음파, CT, MRI 등은 방서선과 전문의가 직접 촬영하기도 한다.

(17) 치료방사선과(Radiation Oncology)

방사선종양학과(Therapeutic Radiology & Oncology)라고도 한다. 대개는 수술할 수 없는 암환자에게 또는 수술 후 수술부위에 방사선을 조사하여 치료하는 진료과다.

(18) 진단검사의학과(Clinical Pathology)

주로 환자의 혈액을 화학적으로 분석하여 검사수치를 통계적으로 비교분석하여 이상수치에 대한 질환을 판정할 수 있게 진료를 지원하는 진료과다. 대부분의 검사는 임상병리기사들이 담당하고 있다. 또한 최근에는 검사장비가 전산과 연계되어 결과를 신속히 판단할 수 있다.

(19) 병리과(Anatomical Pathology)

진료지원부서로서 수술 등의 방법으로 인체에서 채취한 조직을 분석하는 부서이다.

(20) 가정의학과(Family Medicine)

특정질환을 전문화하여 진료영역을 구축하지 않았으나 내과 분야와 중복되는 경우가 많은 진료과다. 따라서 모든 진료과의 영역을 담당한다고도 할 수 있다. 최근에는 노인질환, 치매, 건강진단 등에 많이 관여하고 있다.

(21) 재활의학과(Rehabilitation Medicine)

수술 후 또는 질환에 의거 운동장애가 있는 부위의 일정부위를 마사지, 전기자극치료, 운동요법 등으로 치료하는 진료과이다. 이 부서에는 온열치료, 운동치료, 작업치료 등을 의료기사들이 담당하고 있다.

(22) 핵의학과(Nuclear Medicine)

주로 방사성동위원소를 사용하여 진단 및 치료하는 진료과다. 감마카메라를 이용한 간스캔, 심장스캔, 갑상선스캔 등을 실시하고, 혈액을 이용한 종양지료를 검사한다.

(23) 응급의학과(Emergency Medicine)

응급의학과는 글자 그대로 응급환자가 내원할 경우 진료를 담당하는 진료과다. 대부분 응급실에서 이루어지는 진료를 담당하나 특정진료과로 구분하기 어려운 경우에는 입원진료까지 담당한다.

(24) 산업의학과(Occupational Environmental Medicine)

산업체 근무자들의 작업환경을 조사하여 근무자들의 유해여부를 판정하고, 근로자들의 건강체크 및 보건교육을 담당한다.

(25) 결핵과(Tuberculosis)

결핵환자를 진료하는 부서로 일반병원의 진료과로 개설되기 보다는 공공기관의 특수병원으로 운영되는 것이 일반적이다. 예를 들면 서울시립서부결핵병원, 적십자결핵병원, 국립목포결핵병원 등이다.

(26) 예방의학과(Preventive Medicine and Public Health)

이 부서는 진료부서라기 보다 역학 및 보건위생의 기초자료를 근거로 보건정책방향의 자문 등 산업의학과와 비슷한 역할을 담당한다.

(27) 치과(Dentistry)

치아에 관한 모든 질환을 담당하며, 의사에 따라서는 턱뼈부분의 질환도 담당한다. 치과는 구강악안면외과, 치과보철과, 치과교정과, 소아치과, 치주과, 치과보존과, 구강내과, 구강악안면방사선과 등으로 세분화하고 있다.

(28) 한방과

한의사에는 한방내과, 한방부인과, 한방소아과, 한방안 이비인후 피부과, 한방신경정신과, 한방재활의학과, 사상체질과 침구과 등으로 구분하고 있다.

2) 상급종합병원의 진료과목

상급종합병원(대학부속병원)은 의료법에서 분류한 것보다 더 세분하여 전문화하고 있는데 특히 내과분야의 경우를 보면 다음과 같다.

(1) 소화기내과(Gastroenterology)

위, 간, 췌장, 대장 등의 부문을 전문화하여 해당부위의 질환치료를 전담하는 진료과다.

(2) 순환기내과(Cardiology)

심장과 연관된 질환, 즉 고혈압, 협심증, 심근경색, 관상동맥 등의 질환을 전문으로 치료하는 진료과다.

(3) 호흡기내과(Pulmonology)

폐와 관련된 질환, 폐암, 기도협착, 기관지질환, 결핵 등의 질환을 전문으로 치료하는 진료과다.

(4) 내분비-대사내과(Endocrinology and Metabolism)

당뇨 및 갑상선 등의 질환을 전문으로 치료하는 진료과다.

(5) 신장내과(Nephrology)

신부전환자, 투석환자, 신장이식환자, 사구체신염환자 등을 전문으로 치료하는 진료과다.

(6) 혈액종양내과(Hematology-Oncology)

백혈병, 악성임파종, 폐암, 위암 등 각종 암환자의 수술 후 약물치료를 전문으로 하는 진료과다.

(7) 류마티스내과(Rheumatology)

류마티스관절염, 골관절염, 통풍 등 관절진환과 홍반성루푸스, 경피증, 혈관염 등 전신류마티스질환에 대한 치료를 전문으로 하는 진료과다.

(8) 감염내과(Infectious)

감염질환 및 원내감염의 치료와 예방을 전문으로 하는 진료과다(류정걸, 2013, pp. 91-94).

제 3 절 원무관리

1. 원무관리의 의의

'원무'란 병원사무의 약어이다. 사무란 조직 내외의 업무와 관련하여 발생되는 제반 내용을 기록, 계산, 분류, 정리함으로써 발생한 사실 중에서 조직 활동에 필요한 자료를 수집하고 처리하며 분석 혹은 전달하는 과정의 정보처리활동을 말한다. 관리는 조직의 목표를 달성하기 위하여 가능한 인적 · 물적 자원과 여러 활동을 통하여 수행하려는 조정 · 노력이다.

원무관리는 환자(고객), 경영진(설립자) 및 의료진 간에 병원의 진료업무가 원활하게 수행될 수 있도록 조정, 지원하는 역할을 담당한다.

광의의 원무관리는 병원내의 모든 기능부문을 정보전달을 통해서 결합함으로써 종합적인 기능을 발휘하도록 연결기능을 수행하고, 각 기능의 업무를 합리적으로 수행하여 사무능률이 향상되도록 계획하고 조직하며 조정 · 통제하는 제반활동으로 병원의 모든 사무를 포함한다.

그러나 일반적 의미의 원무관리란 병원의 사무활동 중 환자들이 진료를 보다 편리하게 받을 수 있도록 제반 수속절차와 관련된 업무와 그에 따른 진료비관리 및 의료진의 진료지원업무를 관리하는 협의의 업무관리를 말한다. 즉, 외래진료 접수, 외래진료비 계산 · 본인부담진료비 청구, 입원환자의 병실이동과 진료과의 전환 정리, 기관부담 진료비의 청구, 입금에 따른 정리절차 등 병원이용자들이 내원하여 진료를 마치고 귀가할 때까지의 제반 행정적인 업무를 수행한다. 따라서 원무관리는 병원의 사무관리로서 병원의 목적달성을 위해 합리적으로 수행하는 활동 중 특히 환자 및 진료비관리(patient & medical charge management)를 의미한다.

2. 원무조직과 업무내용

1) 원무조직

병원마다 그 조직에는 원무를 관장하는 담당부서가 조직별로 체계화되어 있다. 점차 확대되는 의료보장제도에 따라 내원환자 및 조직원의 증가로 진료 및 행정 업무가 다양화됨으로서 업무가 확장되고 기능 또한 부서별로 분업화되고 있다.

일반적인 원무부서의 기본적인 업무조직은 다음과 같다.

(1) 원무과

① 입원 수속 관리 및 입원 약정서 보관

② 전과 전실 관리

③ 재원 환자 관리

④ 진료비 상담 및 확인

⑤ 계약처 별 환자 관리

⑥ 기타 원무 행정 및 서무에 관한 사항

⑦ 퇴원 수속

⑧ 재원 환자 미수금 독촉, 독려

⑨ 계약처 별 진료비 청구 및 관리

⑩ 문제 환자 및 도주 환자 채권 확보

⑪ 문제 환자 조기 퇴원 및 진료 상담

⑫ 악성 미수금에 대한 소송 및 채권 보존 조치

⑬ 퇴원 미수금 납부 독려 및 징수

⑭ 채무자 거주자 조회 및 채권 확보

⑮ 퇴원 미수금 통계

⑯ 진단서 및 각종 제증명서 발급

(2) 심사과

① 진료비 심사 및 청구

② 이의신청

(3) 의무기록실

① 각종 의무기록 업무

② 진료기록부 색출 및 정리

2) 원무관리의 내용

원무관리는 창구대응업무, 창구지원업무 및 전반관리로 구분되며 상호 유기적인 체계를 이루고 있다. 창구대응업무는 환자와 직접 접촉하여 진료접수, 진료비 수납 등 즉시 처리하는 업무이고, 창구지원업무는 창구대응업무가 원활하게 수행되도록 지원하며, 미수금 및 보험청구 등 사후관리를 하는 업무이며, 전반관리업무는 원무행정 전반에 걸쳐 병원경영의 목표에 맞도록 운영 · 조정하며, 진료수가의 관리 및 자료의 분석을 통한 원무정책을 수립하는 업무이다. 원무관리에는 초진 · 재진 접수, 수납 및 예약, 수급자격관리, 수탁관리, 환불, 안내 및 불편 상담, 제 증명 발급, 응급실업무, 입원수속, 퇴원수속, 재원환자관리 및 소송, 수입관리, 계약기관관리, 통계 및 서무, 원무기획 등이 포함된다.

병원의 일반적인 원무관리 내용은 다음과 같다.

(1) 창구업무

안내, 접수, 접수 예약, 수납, 입원 수속업무, 진료비 계산(중간 납부 청구), 퇴원수속, 제 증명서 발급 업무

(2) 관리업무

문제환자 채권확보, 재원환자관리, 퇴원환자관리, 진료비 청구 및 관리, 소송(민원) 관련 업무, 환자 고충상담, 미수금 관리

(3) 행정업무

제반 대외 관련 공문서 관리, 보고, 기안, 통계

제 4 절 예약관리 및 외래관리

1. 진료예약제도

최근 의료수요의 증가와 진료체계의 불완전성으로 인해 일부 대규모병원에 환자집중현상이 대두되어 환자는 진료와 검사를 받기위하여 장시간 대기해야 하는 불편을 호소하고 있다. 환자들이 집중되는 원인으로 3차 진료기관의 지역적인 불균형과 소위 유명병원(의사) 등 의료기관에 대한 환자 선호도에 심한 차이를 들 수 있으며 고급시설 · 장비의 지역적인 불균형 배치 및 성인병, 만성질환의 증가로 인한 해당 진료시설의 부족 등이 있다.

환자 대기시간을 줄이기 위해서는 진료체계 및 진료조직의 합리화로 충분히 개선될 수 있다. 근래에 모든 병원에서 이에 대한 노력이 활발히 일어나고 있는 것들을 보면 업무의 전산화, 진료예약제, 업무개선, 직원교육, 진료장비의 도입배치, 인력의 조정배치 등이 있고 대기 중의 지루함을 덜게 하기 위하여 여러 가지 시청각 정보나 환자상담, 환자의 영양교육 등 많은 프로그램을 개발 · 운영하고 있다.

진료예약제는 환자의 대기시간을 단축하여 불만을 완화시킴으로써 환자의 시간가치도 존중하고 병원의 진료능력(인력, 시설, 장비 등)을 고려하여 내원환자수를 요일별, 시간대별로 조정하여 내원하도록 하는 방법을 말한다.

진료예약제도는 환자와 약속한 시간과 장소에서 진료를 받는 제도이며 의료기관이나 환자측면에서 절대 필요한 제도라고 할 수 있다. 그러나 이 제도는 의료기관이나 환자가 예약시간을 준수하지 아니하면 오히려 문제가 될 수 있다. 그러므로 예약제도의 중요한 요소는 시간을 잘 지키도록 제도화하는 것이다.

2. 진료예약절차

1) 진료예약의 가능성 검토

진료예약제도를 도입할 때는 병원의 진료능력, 진료시간계획, 환자편의 등을 고려하여야 한다. 각 병원의 특수성, 환자수의 변화, 환자들의 예약제도에 대한 인식문제 등으로 예약제도를 처음부터 외래환자 전체를 대상으로 실시하기는 쉽지 않다. 그러므로 부분 예약에서 점차 전체 예약으로 확대하는 것이 바람직하다. 일반적으로 다음과 같이 외래환자가 병원을 방문하는 유형을 나누어 볼 수 있다.

첫째, 병원을 가정의로 이용하는 환자

둘째, 진단 · 검사를 받기 위한 환자

셋째, 정기적인 검사나 진료를 요하는 장기통원환자

또한 이들은 진료경험이나 병원방문 경험에 따라 신환(초진환자)과 구환으로 구분된다. 일반적으로 신환은 처음 진료 시 검사나 촬영을 하고 다음에 병원을 재방문하게 된다. 한편 통원환자는 계속해서 병원을 방문하므로 이들에 대하여 우선 예약제도를 도입한다면 상당한 효과를 기대할 수 있다. 그리고 예약제도는 진찰, 처치, 간단한 수술 등의 외래진료와 뇌파검사, 동위원소검사, 내시경검사 등의 검사와 MRI, CT,투시 조영 등의 촬영 등에서 우선 적용할 수도 있다.

2) 진료예약절차

(1) 외래환자의 동태파악

내원환자수를 요일, 시간별, 과별, 초진 및 재진별로 분석하여 환자의 내원양상을 파악한다.

(2) 병원의 능력파악

진료신청접수, 의무기록제작과 색출, 진찰, 진료비계산, 수납, 조제, 검사 및 활용능력 등의 업무별 단위시간당 처리능력과 대기실, 기기용량 등의 물적능력을 파악한다.

(3) 진료대기외의 시간지체요인 파악 및 개선

환자가 예고 없이 일시적으로 대기장소를 이동함으로써 오는 진료차질 등 진료대기외의 시간지체요인을 파악해 개선한다.

(4) 예약의 종류와 대상 결정

검사, 처치, 진단, 수술 등 환자가 병원에서 의료서비스를 제공받는 내용에 따라 예약의 종류와 예약대상자를 결정한다.

(5) 예약시간 배정방법 결정

예약시간은 진료과별 또는 의사별 특성을 고려하여 환자 당 일정시간을 배정하는 방법, 일정시간 내에 일정환자수를 배정하는 방법, 그리고 1일 진료가능 환자수를 배정하는 방법 등이 있다.

예약일시를 결정하는 방법에는 원무과 예약접수창구에서 장소, 날짜 및 시간을 결정하는 방법과 진료의사가 날짜를 결정하고 접수창구에서 시간을 결정하는 방법, 진료의사가 날짜를 결정하고 간호사가 시간을 결정하는 방법, 그리고 환자의 희망대로 결정하는 방법이 있다. 한편 분산화 방법과 집중화 방법이 있는데 전체 환자수가 적고 예약분야가 적을 경우에는 진료 각과 또는 해당 실에서 예약을 실시하는 분산화 방법이 바람직하다. 반면에 환자수가 많고 예약을 실시하는 분야가 많을 경우에는 예약업무만 전담하는 부서에서 예약접수를 하는 집중화방법을 이용하여 의료진은 진료업무에만 충실할 수 있고 업무의 능률화 및 환자의 편의를 도모할 수 있다. 집중화 시에는 예약업무 담당자가 의사의 지시에 숙달되어 있어야 하고 진료진과 예약업무담당자 간에는 긴밀한 연락이 유지되어야 하며, 예약업무담당자가 병원전체 업무체계에 정통해 있어야 한다.

(6) 예약사무의 처리준비

예약진료권(개별, 종합), 예약장부(종류, 과, 실별, 일별, 시간대별), 예약환자 수 결정(종류, 과별, 시간대별), 예약시간 안내표(시간대별 예약의 경우 진료순위) 및 예약제도홍보(제도의 요점 및 활용방법) 등을 준비한다.

(7) 관련부서 및 관련자의 협조요청

예약사무의 처리에 대한 준비가 완료되면 진료예약이 원활히 수행되도록 관련부서나 관련이 있는 모든 병원 인력들의 협조를 구한다.

(8) 예약제도의 홍보

새로운 제도의 도입에 대한 환자의 거부감을 완화하고 진료예약제도가 환자측에 불리한 제도가 아니라는 것을 알리기 위하여 예약제도에 대한 개요, 의의, 이점, 활용방법 등에 대한 안내문 등을 통하여 홍보한다.

(9) 예약제도 실시 평가

예약제도의 실시 후 환자와 병원, 직원측면으로 평가한다. 환자측면에서는 환자의 예약에 대한 인식, 예약이행도, 이용도, 편리성, 대기시간 단축여부, 이용상의 애로사항 등을 조사 평가하며, 병원측면에서는 환자 수 증감, 신 · 구환 또는 초재진 환자구성비, 대기시간 단축여부, 각종 업무의 소요시간 변화 및 혼잡정도의 변화여부를 평가한다. 직원의 입장에서는 업무의 과중정도와 능률성을 중심으로 평가 후 개선방향을 모색한다.

3. 외래관리

외래진료는 병원에 입원하지 않은 상태에서 병원 내의 각종 시설을 이용하여 의료에 관한 서비스를 이용하는 것을 말한다. 외래진료는 상대적으로 질병이나 부상의 상태가 경증의 상태를 의미한다.

외래진료는 진료접수, 진료대기, 진료, 촬영, 각종 검사, 투약, 주차 등에 이르기까지 세심한 배려가 필요하다.

여러 유형의 외래환자에게 제공되는 의료서비스는 전체 의료서비스 중에 의사의 진료행위가 차지하는 비중이 입원환자에 비해 매우 높고, 대형병원일수록 전문화된 진료과목을 중심으로 진료서비스를 제공할 뿐 아니라 질병이나 신체 부위별로 세분화된 진료가 제공되며, 분야별 고도로 집약된 역량을 지닌 전문가 사이의 협력진료가 중심이 되는 특성을 지니고 있다.

외래 진료분야는 병원에 입원환자를 지속적으로 공급하는 원천이 되고, 병원이 보유하고 있는 인적자원 또는 의료장비의 이용 효율성이나 면적 단위 당 공간의 활용 측면에서 입원분야보다는 높은 수익성을 유지할 수 있다는 점에서 그 중요성을 찾아 볼 수 있다.

외래업무는 환자의 진료와 관련하여 수행되는 제반수속과 절차에 관한 것으로 환자가 병원을 방문하여 진료 후 입원하거나 귀가하기까지 과정에서 이루어지는 업무이다. 외래환자 및 업무흐름도와 관련 환자 이동 과정별 업무를 보면 〈표 2-2〉과 같다.

표 2-2 외래진료 과정별 주요업무내용

주요업무	업무내용
1.외래진료 접수	① 진료신청서 작성(선택진료 포함) ② 진료신청 접수 ③ 수진절차 확인-1단계 진료, -2단계 진료
2.자격관리	① 환자 수가유형 파악(건강보험, 의료급여, 산재보험, 자동차보험 등) ② 상해원인 분석 등 ③ 건강진단, 성형목적 등 비급여 질환 관리 ④ 기타 건강보험급여 여부

3.의료보장확인	① 건강보험, 의료보장증 기재내용 임의변경 여부 ② 검인유효기간 경과여부, 미소지자 자격확인 ③ 자격취득일자 확인 ④ 본인여부 확인
4.접수 등록·취소	① 등록번호 부여 ② 인적사항 등록(성명, 주민등록번호, 주소, 전화번호 등) ③ 수가유형 : 건강보험, 의료급여, 산재보험, 자보 등 ④ 보험사항 입력 ⑤ 유형보조 : 산정특례(중증암등록 및 희귀 · 난치성 중증 등록환자 10%, 진찰료 무료 등) ⑥ 장애인 여부 ⑦ 진료과목 ⑧ 의약분업 예외사항 입력 ⑨ 선택진료여부 및 의사 ⑩ 진료의뢰서 제출 및 유효기간 등
5.의무기록지 및 진료 카드 발급	① 진료카드(진찰권) 발급 : 신환 ② 의무기록지 발급 : 신환 ③ 진료카드 재발급(분실 등 사유발생시)
6.재진 접수	접수증 발행
7.외래진료	① 해당 진료과 접수 ② 진료 ③ 처방전 입력 혹은 발행
8.처방전 입력	① 진료 후 처방입력 ② 처방내역 조회 ③ 의약분업 예외여부 확인
9.진료비 감면	자체감면규정에 의한 진료비 감면
10.진료비계산·예약	① 진료비 계산 및 수납 ② 영수증 발급 ③ 다음 진료 예약
11.진료비 환불	환불사유 발생 시
12.외래업무 마감	① 개인별 접수 및 수납내역 조회 ② 담당자별 수납현황 집계 ③ 현금 및 영수증 인수인계
13.기타 부대업무	① 환자검색 및 안내 ② 환자인적사항 수정 ③ 건강보험변경사항 관리 ④ 요양급여의뢰서 입력관리 ⑤ 진료등록사항 조회 ⑥ 원외처방전 발급

자료 : 김수배 · 이도연(2011), 원무관리론, p.209

제 5 절 입원·퇴원관리

1. 입원관리

1) 입원진료의 개요

입원진료는 환자가 의사의 소견에 따라 소정의 절차를 거쳐 24시간 계속 요양기관에 수용되어 진료를 받는 것을 말한다. 입원은 의사가 판단하여 진료상 필요하다고 인정되는 경우와 만성질환 중 수술을 요하거나 그 증상이 특히 위중한 경우를 제외하고는 재가요양 또는 통원진료를 원칙으로 한다. 단순한 피로회복이나 매일 방문치료의 불편 등으로 본인이 입원을 희망하는 경우에는 급여혜택을 받을 수 없다. 종합전문요양기관은 주기적인 평가 및 신규인정기준에 있어서 입원환자의 난이도에 따라 평가하고 있으며, 총 진료환자의 50% 이상을 상대적으로 진료가 어려운 중환자군의 진료를 하도록 하고 있다.

입원환자는 방문동기나 진료형태에 따라 응급의원 및 외래입원으로 나누어지며, 진료의사의 판단에 따라 입원진료가 필요한 환자에게 입원결정서가 발급된다. 입원이 필요한 환자에게 입원수속창구에서 의료보장 자격확인과 진료비지불 보증, 선택진료여부를 확인한 수 환자상태, 성별, 진료과, 전염성 질환 여부, 상급병실 희망여부에 따라 병실을 배정하여 입원수속이 완료된다.

환자간호단위인 병동에서는 환자와 관련된 검사나 투약, 처방, 치료, 급식, 수술, 마취 등에 대한 처방이 이루어지며, OCS(전산정보전달시스템)를 이용 · 입력하거나 처방전을 발급한다. 원무부서에서는 진료비계산, 전실 · 전과 및 외출, 진료비관리, 자격관리 등을 수행하며 퇴원할 경우에는 진료비를 수납하고 귀가하기까지의 업무를 수행한다.

2) 입원대상 및 준비사항

(1) 입원대상

① 각과 외래 또는 응급실에서 진료받은 환자로서 의사의 입원 결정을 지정받은 환자
② 분만을 위하여 의사가 입원을 결정한 자
③ 기타 6시간 이상 치료 목적(처치, 수술, 안정 등)으로 머무르는 경우
④ 단순한 피로 회복, 통원 불편 등을 이유로 입원하여서는 아니된다.

(2) 입원 수속에 필요한 제반 준비사항

① 입원약정서 : 병원 발급
② 건강보험, 의료급여증 : 환자 본인의 피보험자 또는 피부양자일 것
③ 주민등록증, 인장 : 환자 및 보증인
④ 진료 계약처 환자인 경우 담당자의 확인을 필한 후 수속 결정
⑤ 재산세 과세 증명서 : 일반 환자일 경우 보증인 2인에 한함
⑥ 인감증명서 : 상동(진료비 지불 보증용)

3) 입원환자의 진료절차

입원환자의 수속 및 업무흐름을 외래환자와는 달리 병실회전, 수술, 마취, 급식, 특수검사 등 다양한 의료서비스가 추가되기 때문에 진료비계산이나 업무수행에 있어서 매우 복잡하게 이루어지고 있다. 구체적인 입원환자의 흐름은 여러 가지가 있으나 일반적으로 입원환자에 따른 업무와 환자의 흐름을 살펴보면 〈그림 2-1〉과 같다.

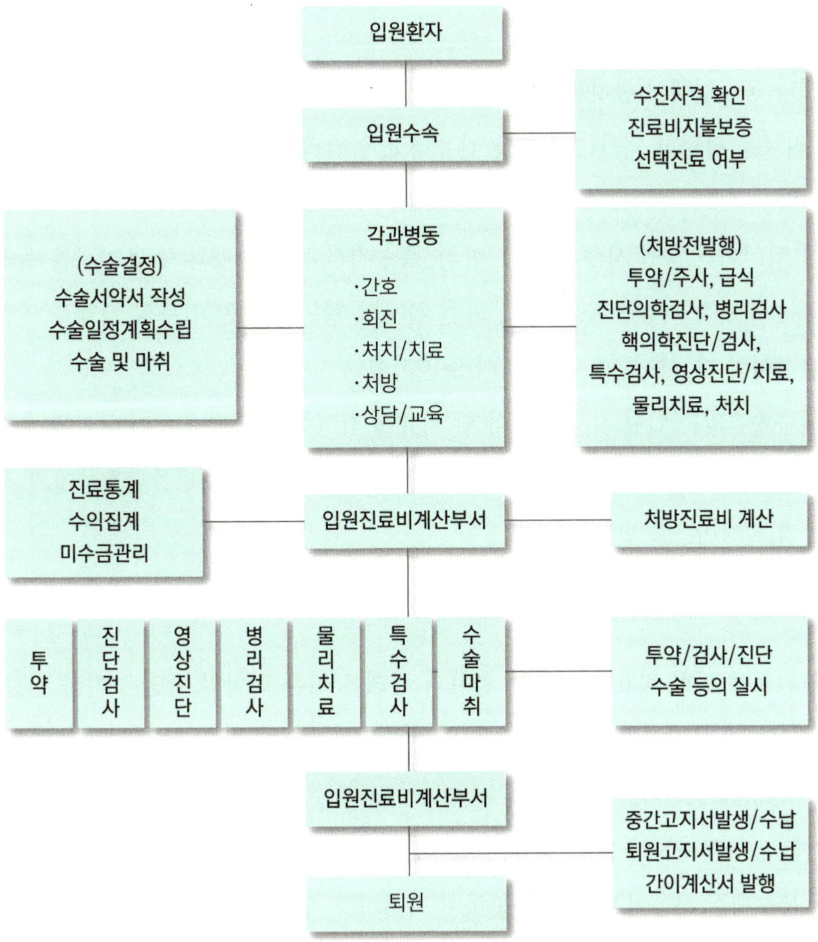

자료 : 정기선, 현대병원시스템 관리론, p.68; 김수배 · 이도연, 원무관리론, p.256 재인용

그림 2-1 입원환자 흐름도

4) 입원수속

외래나 응급실에서 환자를 진료한 결과 입원진료가 필요하다는 의학적 판단이 내려지면, 진료를 담당한 의사는 입원을 권유하고 입원결정서를 발부함으로써 입원수속이 시작된다.

또한 입원기간 동안 시행된 수술, 마취, 특수검사 등의 시행과 누락 여부를 확인하고 기록하는 부수적 기능을 포함하여, 퇴원 결정의 확인과 관련 업무의 집행을 지시하는 퇴원결정서의 기능도 함께 두는 것이 일반적이다.

입원수속관리는 입원 시 작성해야 할 서류를 작성한 후 입원수속이 완료되면 전산에 등록한 후 병동간호사에게 입원사실을 통보하고 환자로부터 병동간호사에게 적절한 안내와 입원서비스를 받도록 한다.

(1) 입원결정

입원진료에 관한 필요성 여부는 환자의 상태에 따른 의학적 판단에 따라 진료를 담당하고 있는 의사만이 결정할 수 있다. 입원진료가 필요한 경우, 담당 주치의는 입원 결정서를 발부하게 된다.

이 때, 담당의사는 환자의 등록(진찰권)번호, 이름, 진료과, 최초병명, 입원지시(예정)일, 특수병실 사용여부 등을 구분하여 기록하고, 입원수속 과정이나 입원 직후 병동에서 진료준비와 진행에 참고가 될 사항이 있으면 추가로 정리한 후, 주치의 확인란에 서명하여 원무과에서 후속 절차를 받도록 전달한다.

그밖에 입원결정서에는 의료보장 유형, DRG해당 여부, 입원 일자, 병실이동에 따른 병동 및 병실변동 구분, 진료과 변경 기록, 입원수속을 이행한 담당자의 확인란 등 병원의 업무 환경과 기능 및 절차에 따라 업무를 원활하게 수행되게 하는 확인 기능을 확보하는 것이 필요하다.

입원결정서에 포함되어야 할 항목은 환자 인적사항, 환자구분, 주치의 및 진료과, 입원경로, 전실 · 전과, 병명 및 증상, 입원결정내용 등이다.

(2) 입원신청 접수

의사의 입원결정에 따라 환자 및 보호자가 입원진료 여부를 입원수속담당자에게 전달하는 과정으로 의사가 발행한 입원결정서를 제출하고, 입원수속담당자는 입원결정서에 기재된 내용에 따라 필요한 절차를 수행하게 된다. 즉, 병명에 따라 환자수가유형을 파악하고, 입원시기 조정 및 병실배정, 진료비 예상 등의 관리에 따라 입원수속을 수행한다.

입원수속을 할 때는 수가구분에 따라 환자의 유형을 파악하는 것이 매우 중요하다. 질병의 경우는 대부분 건강보험급여가 가능하나 외상에 따른 병명인 경우에는 급여 제한여부를 파악하고 의료보장기관에 관련사항을 조회가 필요하다. 건강보험환자가 외상에 의한 병명인 경우 건강보험공단지사에 "급여제한여부조회서"를 통보할 수 있도록 하고, 자동차사고나 산재사고의 경우에는 적절한 급여가 이루어지도록 입원단계에서 조치한다.

(3) 입원약정서 작성

입원약정서는 환자가 입원 신청 시 필수적으로 작성하여야 하는 서식으로 환자의 인적사항, 보험, 보증인, 지정진료의사 신청, 상급병실신청 및 기타 서약사항은 환자 또는 보호자가 작성 날인하여야 하며, 그 외의 사항(주로 이면에 인쇄)을 즉, 재원 중 진료비 납부상황, 병실배정 및 이동사항, 퇴원시의 회계사항 등은 원무과에서 계속 관리하도록 되어 있다.

입원을 신청하였다 하더라도 즉시 병실배정이 가능한 경우와 그렇지 못한 경우가 발생할 수도 있으나 당장 치료를 하지 아니하면 생명이 위급한 환자이거나 병실사정이 여유가 있는 경우에는 접수 즉시 입원수속 및 병상배정을 하여야 하며, 병상부족으로 부득이 대기해야 하는 경우에는 접수증을 발급하여 주고 귀가하도록 한 후 대기 순서에 따라 환자에게 연락을 하여야 한다.

수술 또는 특수한 검사, 처치 등을 하기 위하여 입원예정일자를 지정하여 준 환자의 입원약정서는 별도로 관리하여 예약당일 입원여부를 신속하게 연락하여야 한다.

입원약정서 접수 시 담당자는 다음 사항을 확인한다.

① 환자의 인적 사항을 정확히 기재 · 확인 후 보증인(진료비 변제 능력이 있는 세대주)을 설정하고 필히 주민등록과의 사실 여부를 대조한다.

② 건강보험, 의료급여증 검인 유효 기간 및 보험료 체납 여부 확인 후 결정한다.

③ 입원약정서 기재 사항은 성실하고 정확하게 기재하여야 한다.

④ 입원약정시 기재 사항 보완, 응급 환자에 한하여 징수하며, 입원수속에 납부토록 하며 20~50만원정도 수납 창구에 선납부하게 한다.

(4) 수급자격 확인

건강보험환자인 경우에는 건강보험(의료급여)증을 제출케 하여 확인 후 반납하거나 보험증을 복사하여 보관하고 미지참시에는 건강보험공단 홈페이지를 이용하여 수진자의 자격을 확인하도록 한다. 보험증 사본의 보관은 자격관리에 많은 도움이 되며, 자격취득 · 변경 및 보험사항 변경이 있을 경우에는 변경된 보험증을 제출하도록 요청한다. 산재나 자동차사고는 수급자격을 확인하여, 입원수속 후라도 지속적으로 관리가 이루어지도록 한다. 건강보험 수진자격 확인사항은 다음과 같다.

① 제3자 가해행위(교통사고, 상해사고 등)

② 요양급여의뢰서 지참여부 확인

③ 건강보험증 및 의료급여증 검인유효기간확인

④ 건강보험 미지참시 자격 조회

(5) 병실배정

입원서양서가 작성되면 환자상태, 진료과, 성별(소아는 예외), 전염성 질환여부, 희망 병실여부와 병원의 병실사정을 고려하여 병실을 배정한다. 병실배정과 관련하여 병원의 개설자나 관리자가 준수해야 할 사항은 다음과 같다.

① 입원실의 정원을 초과하여 입원시키지 아니할 것

② 입원실은 남 · 여별로 구별할 것

③ 입원실이 아닌 장소에 환자 · 임부 또는 해산부를 입원시키지 아니할 것

④ 정신병환자는 정신병 입원실 외에는 입원시키지 아니할 것

⑤ 전염의 우려가 있는 환자와 그 밖의 환자를 같은 입원실에 입원시키지 아니할 것

⑥ 전염의 우려가 있는 환자와 입원하였던 입원실 및 그 옷 · 침구 · 식기 등은 완전히 소독하기 전에는 사용하지 아니할 것
⑦ 변질 · 오염 · 손상되었거나 유효기간 또는 사용기한이 지난 의약품은 진열하거나 사용하지 아니할 것
⑧ 한방병원 또는 한의원의 개설자나 관리자는 약사법 시행규칙 제62조 제1항 제10호에 따라 규격품으로 판매하도록 지정 · 고시된 한약을 조제하는 경우에는 규격품을 사용할 것
⑨ 외래진료실에 진료 중인 환자 외에 다른 환자를 대기시키지 않도록 할 것
⑩ 의료기관에서 환자의 처치에 사용되는 기구 및 물품(1회용품은 제외한다)은 보건복지부장관이 정하는 방법에 따라 소독하여 사용할 것

병상의 여유가 있을 때에는 즉시 입원조치하고 병상이 부족하여 여유가 없을 때에는 입원예약 후 귀가 조치하거나 환자상태에 따라 응급실을 이용하도록 한다. 병상이 마련되면 환자에게 연락하여 입원하도록 하되 가능한 입원예정일을 안내하고 수시로 연락이 가능하도록 유지한다.

병실배정이 완료되면 인정사항 및 병명을 해당병동에 통보하여 병상을 준비하도록 하고, 입원결정서상에 선택진료여부 및 병실을 기록하여 교부한다. 병원에 따라 외래진료부서나 응급실에서 병실까지 안내하는 곳도 있고 입원수속에서 병동으로 곧바로 안내하는 곳도 있다. 입원수속이 이루어진 후에도 퇴원 수 입실로 병실이 비어있지 않은 경우에는 외래에서 입원에 필요한 검사를 시행하거나, 안정을 취할 수 있는 입원대기실을 준비하여 두는 것이 좋다.

병실관리 담당자가 유념해야 할 사항은 다음과 같다.
① 입원 담당자는 병실배정에 있어서 항상 공정하여야 한다. 단, 환자의 상태가 응급일 경우 담당 의사와 상의 후 우선 처리하고 병실 상황이 여의치 않을 경우 신속히 이송 처리 한다.
② 상급병실 신청서는 상급병실 사용 신청서에 환자 또는 보호자가 서명 날인하여야

하며, 입원료의 일일 차액 등을 설명해 준다.

③ 환자의 치료 목적상(전염병 질병 등)격리를 필요로 하여 상급병실로 입원시킨 경우는 입원료 차액을 산정하지 아니한다.

④ 입원환자의 전과, 전실에 따른 신속한 처리를 해야 한다.

5) 재원환자 관리

재원환자관리 담당직원은 진료비 중간납부 독려 및 진료비 채권확보를 위하여 소정의 절차에 의하여 업무를 진행한다.

① 재원환자 진료비 중간납부를 독려키 위해 중간납부 고지서는 정기적으로 환자 및 보호자에게 고지한다. 아울러, 의료보험 환자(장기 입원자)의 검인 유효 기간, 보험료 체납, 자격 상실 유무 등의 확인점검도 시행한다.

② 2회 이상의 진료비 중간납부 고지서를 받고도 진료비 납부에 응하지 않는 연체환자에 대하여는(연체 진료비가 100만원 초과 환자) 고액 진료비 체납환자로 분류하여 별도 관리하여야 한다. 단, 입원진료기간 중의 진료비 납부 실적을 참고하여 납부 능력이 있다고 판정된 환자는 고액 진료비 체납 환자의 범위에서 제외시킬 수 있다.

③ 수차례의(3회 이상)진료비 중간납부 고지서도 납부에 응하지 않는 고액 체납 환자에 대해서는 문제 환자로 간주하여 특별 관리한다.

④ 고액 진료비 체납 환자는 해당 진료 과장, 주치의, 수간호사에게 통보하여 적정진료를 가하도록 협조 요청하여야 하며, 또한 도주 위험성도 있음을 주지시켜야 한다.

2. 퇴원관리

1) 퇴원결정

입원진료가 종료되면 치유, 타의료기관 이송, 외래통원진료로 전환, 사망 및 환자측의 퇴원요구 등의 사유로 진료담당의사가 퇴원을 최종 결정한다.

퇴원의 결정은 소정서식(퇴원결정서)에 진료담당의사가 퇴원 시의 진단명, 증상 등을 기록 후 서명함으로 결정되며, 간호사실에서는 특수검사유무, 특수처방유무, 수술유무, 병실변경사항, 급식내용 등 전반적인 사항을 검토·확인한 후 수간호사 또는 책임간호사가 퇴원결정서에 서명하여 원무부서로 통보한다. 퇴원은 다시 다른 환자를 입원시키는 것으로 이어지지만 환자의 입장에서도 많은 의미가 있다. 즉, 완전치유되어 퇴원하는 경우도 있겠지만 다른 의료기관에서의 진료 또는 통원진료로 전환되는 경우도 많기 때문에 퇴원 시에는 환자에게 충분한 배려를 하여야 한다. 계속진료에 필요한 검사 및 외래진료예약, 타병원 이송에 필요한 소견서, 귀가하는 데의 편의제공 등 환자에게 가능한 유익한 정보 및 편익을 제공하여야 한다.

또한 일반적으로 환자들의 퇴원 시에 가지게 되는 병원이미지가 비교적 오래 지속된다는 점도 유의할 사항이다. 따라서 병원의 입장에서는 가능하면 퇴원절차의 간소화, 24시간 정산 퇴원제 및 전일퇴원제의 실시로 환자의 동선을 줄이고 평균재원일수 및 환자대기시간을 단축시켜야 한다.

전일퇴원예고제란 진료 및 원무행정의 전산화로 인하여 퇴원시점을 미리 관계자(환자, 병동, 원무부서)에게 알려 주어 보통 하루 전에 퇴원을 결정하는 제도이다. 이 전일퇴원예고제는 환자가 치유의 기쁨을 미리 가질 수 있으며 계속진료를 받아야 할 경우에는 마음의 준비를 할 수가 있고 병동 간호사실에서는 퇴원 전에 확인 또는 환자를 위한 여러 가지 필요사항들을 사전에 조치하여 환자 퇴원 시 만족한 서비스를 할 수 있다.

또한 원무부서에서는 퇴원진료비에 대한 안내와 병상현황의 조기파악으로 입원대기환자에게 입원정보를 사전에 제공함으로써 입원병실의 효율을 높일 수 있다.

2) 진료비 계산

진료비계산 부서에는 진료비가 빨리 계산되어야만 퇴원이 신속히 이루어진다. 그러나 행위별 수가에 따른 복잡한 진료비계산으로 퇴원이 늦어지는 경우가 많으므로 발생되는 처방전을 매일 입력하여 퇴원통보와 동시에 진료비 계산이 이루어질 수 있도록 관리한다. 환자상태나 방문에 따른 교통 불편 등으로 진료비 계산 전 퇴원이 불가피한 경우에는 예상되는 진료비를 우선 입금시키고 다음 방문 시 정산하는 가계산퇴원제도를 활용하여 퇴원시키도록 한다.

3) 퇴원 전 진료비 심사

퇴원 전 심사란 입원진료 중 발행된 처방전에 의해 계산된 진료비가 정확하게 산정되었는지 진료기록부와 확인대조하는 과정이다. 진료기록부에 기재된 병명은 물론 의료보장 유형별 진료비계산이 수가기준과 급여범위에 맞게 되어 있는지를 파악하고 정리하는 과정이다. 확인 절차는 전산화면으로 진료비계산 확인이 불가능한 경우에는 진료비계산대장을 별도로 작성하여 확인하도록 한다.

퇴원 전 심사로는 진료수가가 높은 수술료 · 마취료 및 진료용 재료대, 주사약제 등 중요도와 고가의 진료수가를 중심으로 하여 우선 점검하도록 하고, 진료비청구서에 필요한 참고사항을 입력할 수 있도록 조치한다. 이외에도 각종 검사 및 방문일시, 환자상태 등 참고사항을 기록하여 심사에 참고할 수 있도록 한다.

4) 퇴원수속

퇴원진료비계산이 완료되면 해당병동이나 환자에게 연락하여 퇴원진료비를 청구하고, 은행이나 수납창구에서 진료비를 수납한 후 퇴원수속확인서를 발급한다. 진료비 영수증은 중간진료비청구서와 같이 사용하고, 퇴원증은 퇴원수속이 완료되었을 경우에 발급하도록 한다. 퇴원확인서는 병원에 따라 전산을 통하여 퇴원종료를 확인할 수도 있으며, 일반적으로 2매를 동시에 발급하여 1매는 해당병동에 보관하고 1매는 퇴원 시 경비나 안내에 제출하는 곳도 있다.

퇴원수속이 완료된 환자는 약국이나 병동에서 퇴원약을 받고 퇴원 후의 주의사항 및 다음 진료에 대하여 자세한 설명을 듣고, 다음 내원일을 예약 후 귀가하도록 한다. 증상이 호전되어 퇴원하는 환자 중 계속적인 진료가 필요하여 다른 요양기관으로 회송할 경우에는 진료회송서를 작성하여 이를 병원이나 거주지 인근 병 · 의원으로 회송하도록 한다. "회송소견서"에는 환자의 상태 및 현재의 증상, 경과기록(수술 및 처치 등), 실시한 검사내역과 결과, 예후 등을 구체적으로 기록하고 필요 시에는 검사결과지나 자료를 함께 첨부하도록 한다.

(1) 환자 퇴원 처리

환자 퇴원은 평일에만 시행한다(응급환자(중환자) 및 산모제외). 입 · 퇴원 수납은 매일 오전 8시부터 오후 5시 30분까지 접수하며, 토요일은 12시 30분까지 접수한다.

입 · 퇴원계의 담당자는 퇴원 수납 여부를 확인한 후 퇴원증을 배부한다. 퇴원증 배부 시에는 보험 카드 확인과 보험료 체납 여부 및 검인유효기간만료 여부를 확인하여야 하며, 보험료 체납 및 검인유효기간 등의 사항에 문제점이 발견되면 퇴원증 배부를 보류시킨 후 병동 수간호사에게 퇴원 지연사유를 통보한다. 병동 수간호사는 입 · 퇴원계의 지시 없이는 퇴원 지연환자의 무단 퇴원을 감시하여야 한다.

상기 사항이 결격사유가 없는 환자는 퇴원증을 배부하여 병동 간호사에게 제출케 한 후 귀가토록 안내한다.

(2) 가퇴원

환자의 상태가 위중하여 정상 근무 시간 내에 퇴원수속을 필하지 못한 경우 가퇴원시킬 수 있으며 가퇴원의 경우도 주치 의사의 퇴원결정에 의하여 처리할 수 있다.

근무시간외(야간)에 부득이 가퇴원해야 될 경우 야간 원무 담당자는 최종진료비 계산서의 본인 부담 누계액에서 기납입된 금액을 공제한 금액과 진료비 확정이 예상되는 차액을 중간납으로 납부시켜야 한다(단, 기납입액을 환자가 제시한 영수증 및 전산화면(수납)상의 납입상태로 확인 · 결정한다).

상기 사항이 완료되면 원무 당직자는 퇴원증에 서명 날인한 후 퇴원증을 배부한다.

(3) 가퇴원 환자의 차액분 계산

(최종계산서 상 본인 부담 금액) - (기납입 액)
= 차액분 산정 확인 가능(차액분 산정 확인 금액) + (추가된 진료비 확정 예상 금액)
= 중간납부(퇴원계산)

야간 당직자(원무, 수납)는 상기 처리 과정의 방법으로 응급 퇴원을 요하는 환자의 퇴원수속을 처리하여야 한다.

5) 퇴원등록

퇴원수속이 완료되면 퇴원등록을 하고 당일 새로 입원하는 환자를 등록할 수 있도록 준비한다. 1999년 이전에는 자정을 기준으로 입원실료를 산정하여 입 · 퇴원 당일에도 입원실료를 산정하였으나 1999년 1월부터는 정오를 기준으로 입원료를 산정하고 있다.

다만, 입 · 퇴원 당일 6시간 이상 입원(00~06시 사이 입원 및 18시~24시 사이 퇴원할 경우)하거나 퇴원할 경우에는 입원료 50%를 별도로 산정한다. 또한 진료비청구서 작성 시 진료결과를 입력한다.

퇴원등록을 전산으로 하여 진료비 입금등록과 함께 마감 후 동시에 출력될 수 있도록 작성하는 곳이 많다.

입원진료 중 사망환자는 영안실로 안치하고 진료기록부 및 간호기록지를 정리하여 진료비계산부서로 이송하게 된다. 사망 후의 퇴원수속절차와 사망진단서 발급을 효율적으로 수행하기 위하여 사망진단서를 발행하고 사체발생신고서를 작성한다.

Check up TEST

핵심연습문제

제2장 의료서비스 프로세스

01 다음 중 의료법 상 의료기관이 아닌 것은?

① 보건소 ② 조산원 ③ 한의원 ④ 의원

02 병원급 의료기관중에서 특정 진료과목이나 특정 질환 등 난이도가 높은 의료행위를 하는 병원은?

① 종합병원 ② 상급종합병원
③ 대학병원 ④ 전문병원

03 종합병원의 최소 진료과목 수는?

① 10개 이상 ② 9개 이상 ③ 8개 이상 ④ 7개 이상

04 중증질환에 대하여 난이도가 높은 의료행위를 전문적으로 하는 병원은?

① 종합병원 ② 상급종합병원
③ 대학병원 ④ 전문병원

05 병원조직의 특성이 아닌 것은?

① 병원은 복잡한 전환과정을 거쳐 의료서비스를 생산
② 병원은 자본집약적 산업
③ 병원의 노동집약적 산업
④ 병원은 서비스 품질관리가 용이

06 의료기기, 의료재료 공급과 의무기록관리 등을 담당하는 병원조직은?

① 진료지원업무 ② 사무관리
③ 진료업무 ④ 기술관리업무

07 다음 병원의 진료과목 중 인체부위에 대한 방사선 촬영과 사진을 판독하는 진료과는?

① 치료방사선과 ② 영상진단의학과
③ 병리과 ④ 핵의학과

08 상급종합병원에서 위, 간, 췌장 등에 대한 부문을 전문화하여 진료하는 과는?

① 소화기내과 ② 순환기내과
③ 내분비-대사내과 ④ 감염내과

09 원무관리의 목적이 아닌 것은?

① 병원 각 부문의 연결기능 ② 각 과정의 정보처리 활동
③ 병원 원무의 감독역할 ④ 환자 및 진료비 관리

10 원무관리의 내용에 대하여 맞지 않는 것은?

① 원무란 병원사무를 줄여서 사용하는 것임

② 병원조직의 목표를 달성하기위한 여러활동의 조정 및 통제활동

③ 환자의 진료를 보다 편하게 그리고 제반수속절차와 진료비관리, 진료지원업무

④ 의료보험청구 및 진료비수납에 중점

11 진단서 및 각종 제증명서를 발급하여 주는 곳은?

① 예약실 ② 심사과 ③ 원무과 ④ 의무기록실

12 일부 대형병원에 환자가 집중되는 현상의 원인이 아닌 것은?

① 인지도 있는 의료기관에 대한 선호도 집중

② 1차 진료기관의 지역적 불균형

③ 고급시설 및 장비의 지역적 불균형

④ 성인병, 만성질환의 증가로 인한 해당 진료시설의 부족

13 환자의 대기시간을 줄이기 위해 가장 필요한 제도는?

① 업무의 전산화 ② 인력의 조정배치

③ 직원의 전문화 ④ 진료예약제

14 병원자원의 효율적 배분과 내원환자가 집중되는 현상을 해소하기 위한 제도는?

① 선택진료제 ② 진료예약제

③ 포괄수가제 ④ 특진제

15 다음 중 입원에 있어 급여혜택을 받을 수 없는 경우는?

① 의사의 판단 ② 진료상 필요할 경우
③ 증상이 위중한 경우 ④ 본인의 희망에 의해 입원한 경우

16 다음 중 입원대상이 아닌 사람은?

① 의사의 입원결정을 지정 받은 사람
② 분만을 위해
③ 단순한 피로 회복
④ 기타 6시간 이상 치료목적

17 입원치료를 최종 판단 · 결정하여 입원결정서를 작성하는 사람은?

① 의사 ② 수간호사 ③ 원무과장 ④ 병원장

18 다음 중에서 가장 최우선적으로 입원시켜야 하는 환자는?

① 수술환자 ② 특수검사대상자
③ 특수처치대상자 ④ 생명이 위급한 환자

19 병실관리 담당자가 유념해야 할 사항이 아닌 것은?

① 입원 담당자는 병실배정에 있어서 항상 공정하여야 한다. 단, 환자의 상태가 응급일 경우 담당 의사와 상의 후 우선 처리하고 병실 상황이 여의치 않을 경우 신속히 이송 처리한다.

② 상급병실 신청서는 상급병실 사용 신청서에 환자 또는 보호자가 서명 날인하여야 하며, 입원료의 일일 차액 등을 설명해 준다.

③ 환자의 치료 목적상(전염병 질병 등)격리를 필요로 하여 상급병실로 입원시킨 경우는 입원료 차액을 산정하여 처리한다.

④ 입원환자의 전과, 전실에 따른 신속한 처리를 해야 한다.

20 퇴원의 최종결정사유로 적합하지 않는 것은?

① 치유완료
② 타 의료기관 이송
③ 환자의 요구
④ 외래 통원 진료로 전환

21 퇴원 전 심사에서 우선 순위적으로 점검할 사항이 아닌 것은?

① 각종 검사 및 방문일시
② 수술료 및 마취료
③ 진료용 재료대
④ 주사약제

정답

1.①	2.④	3.④	4.②	5.④	6.①	7.②	8.①	9.③	10.④
11.③	12.②	13.④	14.②	15.④	16.③	17.①	18.④	19.③	20.③
21.①									

제3장 의료관련 법규

HEALTH CARE & CULTURE

제 1 절 의료법

제1조(목적) 이 법은 모든 국민이 수준 높은 의료 혜택을 받을 수 있도록 국민의료에 필요한 사항을 규정함으로써 국민의 건강을 보호하고 증진하는 데에 목적이 있다.

제2조(의료인) ① 이 법에서 "의료인"이란 보건복지부장관의 면허를 받은 의사 · 치과의사 · 한의사 · 조산사 및 간호사를 말한다. 〈개정 2008.2.29, 2010.1.18〉

② 의료인은 종별에 따라 다음 각 호의 임무를 수행하여 국민보건 향상을 이루고 국민의 건강한 생활 확보에 이바지할 사명을 가진다.

1. 의사는 의료와 보건지도를 임무로 한다.
2. 치과의사는 치과 의료와 구강 보건지도를 임무로 한다.
3. 한의사는 한방 의료와 한방 보건지도를 임무로 한다.
4. 조산사는 조산(助産)과 임부(姙婦) · 해산부(解産婦) · 산욕부(産褥婦) 및 신생아에 대한 보건과 양호지도를 임무로 한다.
5. 간호사는 상병자(傷病者)나 해산부의 요양을 위한 간호 또는 진료 보조 및 대통령령으로 정하는 보건활동을 임무로 한다.

제3조(의료기관) ① 이 법에서 "의료기관"이란 의료인이 공중(公衆) 또는 특정 다수인을 위하여 의료 · 조산의 업(이하 "의료업"이라 한다)을 하는 곳을 말한다.

② 의료기관은 다음 각 호와 같이 구분한다. 〈개정 2009.1.30, 2011.6.7〉

1. 의원급 의료기관 : 의사, 치과의사 또는 한의사가 주로 외래환자를 대상으로 각각 그 의료행위를 하는 의료기관으로서 그 종류는 다음 각 목과 같다.
   가. 의원
   나. 치과의원
   다. 한의원
2. 조산원 : 조산사가 조산과 임부 · 해산부 · 산욕부 및 신생아를 대상으로 보건활동과 교육 · 상담을 하는 의료기관을 말한다.
3. 병원급 의료기관 : 의사, 치과의사 또는 한의사가 주로 입원환자를 대상으로 의료행위를 하는 의료기관으로서 그 종류는 다음 각 목과 같다.
   가. 병원
   나. 치과병원
   다. 한방병원
   라. 요양병원
   마. 종합병원

제27조(무면허 의료행위 등 금지) ① 의료인이 아니면 누구든지 의료행위를 할 수 없으며 의료인도 면허된 것 이외의 의료행위를 할 수 없다. 다만, 다음 각 호의 어느 하나에 해당하는 자는 보건복지부령으로 정하는 범위에서 의료행위를 할 수 있다. 〈개정 2008.2.29, 2009.1.30, 2010.1.18〉

1. 외국의 의료인 면허를 가진 자로서 일정 기간 국내에 체류하는 자
2. 의과대학, 치과대학, 한의과대학, 의학전문대학원, 치의학전문대학원, 한의학전문대학원, 종합병원 또는 외국 의료원조기관의 의료봉사 또는 연구 및 시범사업을 위하여 의료행위를 하는 자
3. 의학 · 치과의학 · 한방의학 또는 간호학을 전공하는 학교의 학생

② 의료인이 아니면 의사 · 치과의사 · 한의사 · 조산사 또는 간호사 명칭이나

이와 비슷한 명칭을 사용하지 못한다.

③ 누구든지 「국민건강보험법」이나 「의료급여법」에 따른 본인부담금을 면제하거나 할인하는 행위, 금품 등을 제공하거나 불특정 다수인에게 교통편의를 제공하는 행위 등 영리를 목적으로 환자를 의료기관이나 의료인에게 소개 · 알선 · 유인하는 행위 및 이를 사주하는 행위를 하여서는 아니 된다. 다만, 다음 각 호의 어느 하나에 해당하는 행위는 할 수 있다. 〈개정 2009.1.30, 2010.1.18, 2011.12.31〉

1. 환자의 경제적 사정 등을 이유로 개별적으로 관할 시장 · 군수 · 구청장의 사전승인을 받아 환자를 유치하는 행위
2. 「국민건강보험법」 제109조에 따른 가입자나 피부양자가 아닌 외국인(보건복지부령으로 정하는 바에 따라 국내에 거주하는 외국인은 제외한다)환자를 유치하기 위한 행위

④ 제3항제2호에도 불구하고 「보험업법」 제2조에 따른 보험회사, 상호회사, 보험설계사, 보험대리점 또는 보험중개사는 외국인환자를 유치하기 위한 행위를 하여서는 아니 된다. 〈신설 2009.1.30〉

제27조의2(외국인환자 유치에 대한 등록 등) ① 제27조제3항제2호에 따라 외국인환자를 유치하고자 하는 의료기관은 보건복지부령으로 정하는 요건을 갖추어 보건복지부장관에게 등록하여야 한다. 〈개정 2010.1.18〉

② 제1항의 의료기관을 제외하고 제27조제3항제2호에 따른 외국인환자를 유치하고자 하는 자는 다음 각 호의 요건을 갖추어 보건복지부장관에게 등록하여야 한다. 〈개정 2010.1.18〉

1. 보건복지부령으로 정하는 보증보험에 가입하였을 것
2. 보건복지부령으로 정하는 규모 이상의 자본금을 보유할 것
3. 그 밖에 외국인환자 유치를 위하여 보건복지부령으로 정하는 사항

③ 제1항에 따라 등록한 의료기관 및 제2항에 따라 등록한 자(이하 "외국인환자 유치업자"라 한다)는 보건복지부령으로 정하는 바에 따라 매년 3월 말까

지 전년도 사업실적을 보건복지부장관에게 보고하여야 한다. 〈개정 2010.1.18〉

④ 보건복지부장관은 의료기관 또는 외국인환자 유치업자가 다음 각 호의 어느 하나에 해당하는 경우 등록을 취소할 수 있다. 〈개정 2010.1.18〉

1. 제1항 또는 제2항에 따른 등록요건을 갖추지 아니한 경우
2. 제27조제3항제2호 외의 자를 유치하는 행위를 한 경우
3. 제63조에 따른 시정명령을 이행하지 아니한 경우

⑤ 제1항에 따른 의료기관 중 상급종합병원은 보건복지부령으로 정하는 병상수를 초과하여 외국인환자를 유치하여서는 아니 된다. 〈개정 2010.1.18〉

⑥ 제1항 및 제2항에 따른 등록절차에 관하여 필요한 사항은 보건복지부령으로 정한다. 〈개정 2010.1.18〉

제56조(의료광고의 금지 등) ① 의료법인 · 의료기관 또는 의료인이 아닌 자는 의료에 관한 광고를 하지 못한다.

② 의료법인 · 의료기관 또는 의료인은 다음 각 호의 어느 하나에 해당하는 의료광고를 하지 못한다. 〈개정 2009.1.30〉

1. 제53조에 따른 평가를 받지 아니한 신의료기술에 관한 광고
2. 치료효과를 보장하는 등 소비자를 현혹할 우려가 있는 내용의 광고
3. 다른 의료기관 · 의료인의 기능 또는 진료 방법과 비교하는 내용의 광고
4. 다른 의료법인 · 의료기관 또는 의료인을 비방하는 내용의 광고
5. 수술 장면 등 직접적인 시술행위를 노출하는 내용의 광고
6. 의료인의 기능, 진료 방법과 관련하여 심각한 부작용 등 중요한 정보를 누락하는 광고
7. 객관적으로 인정되지 아니하거나 근거가 없는 내용을 포함하는 광고
8. 신문, 방송, 잡지 등을 이용하여 기사(記事) 또는 전문가의 의견 형태로 표현되는 광고
9. 제57조에 따른 심의를 받지 아니하거나 심의 받은 내용과 다른 내용의 광고

10. 제27조제3항에 따라 외국인환자를 유치하기 위한 국내광고

11. 그 밖에 의료광고의 내용이 국민건강에 중대한 위해를 발생하게 하거나 발생하게 할 우려가 있는 것으로서 대통령령으로 정하는 내용의 광고

③ 의료법인 · 의료기관 또는 의료인은 거짓이나 과장된 내용의 의료광고를 하지 못한다.

④ 의료광고는 다음 각 호의 방법으로는 하지 못한다.

1. 「방송법」 제2조제1호의 방송

2. 그 밖에 국민의 보건과 건전한 의료경쟁의 질서를 유지하기 위하여 제한할 필요가 있는 경우로서 대통령령으로 정하는 방법

⑤ 제1항이나 제2항에 따라 금지되는 의료광고의 구체적인 기준 등 의료광고에 관하여 필요한 사항은 대통령령으로 정한다.

제 2 절 외국인 환자 유치관련 법규

제19조의2(유치행위를 할 수 없는 국내 거주 외국인의 범위) 법 제27조 제3항 제2호에 따라 외국인환자를 유치할 수 있는 대상에서 제외되는 국내에 거주하는 외국인은 「국민건강보험법」 제93조에 따른 가입자나 피부양자가 아닌 국내에 거주하는 외국인으로서 다음 각 호의 어느 하나에 해당하는 외국인을 말한다.

1. 「출입국관리법」 제31조에 따라 외국인등록을 한 사람[「출입국관리법 시행령」 제12조 및 별표 1에 따른 기타(G-1)의 체류자격을 가진 사람은 제외한다]
2. 「재외동포의 출입국과 법적지위에 관한 법률」 제6조에 따라 국내거소신고를 한 외국국적동포 〈본조신설 2009.4.29〉

제19조의4(외국인환자 유치업자의 등록요건) ① 법 제27조의2 제2항 제1호에서 "보건복지부령으로 정하는 보증보험에 가입하였을 것"이란 다음 각 호를 모두 충족하는 보증보험에 가입한 경우를 말한다. 다만, 그 보증보험에 가입한 후 외국인환자에게 입힌 손해를 배상하여 보험계약이 해지된 경우에는 1개월 이내에 다시 가입하여야 한다. 〈개정 2010.3.19〉

1. 외국인환자를 유치하는 과정에서 고의 또는 과실로 외국인환자에게 입힌 손해에 대한 배상책임을 보장하는 보증보험일 것
2. 해당 보험회사가 「보험업법」 제4조 제1항 제2호 라 목의 보증보험에 대하여 금융위원회의 허가를 받은 보험회사일 것
3. 보험금액이 1억원 이상이고, 보험기간을 1년 이상으로 하는 보증보험일 것

② 법 제27조의2 제2항 제2호에서 "보건복지부령으로 정하는 규모"란 1억원(다만, 「관광진흥법」 제4조 및 같은 법 시행령 제2조제1항제1호가목에 따라 일반여행업 등록을 한 경우에는 0원)을 말한다. 〈개정 2010.3.19, 2012.4.27〉

③ 법 제27조의2 제2항 제3호에서 "보건복지부령으로 정하는 사항"이란 국내에 설치한 사무소를 말한다. 〈개정 2010.3.19〉

제19조의5(상급종합병원의 외국인환자 유치 제한) 법 제27조의2 제5항에서 "보건복지부령으로 정하는 병상수"란 법 제3조의 4에 따라 지정된 상급종합병원(2010년 1월 31일 전에는 「국민건강보험법」 제40조제2항에 따라 종합전문요양기관으로 인정된 의료기관을 말한다)의 병상수의 100분의 5를 말한다. 〈개정 2010.3.19〉

제19조의6(외국인환자 유치를 위한 등록절차) ① 외국인환자를 유치하려는 의료기관은 법 제27조의2제6항 및 영 제42조제2항제1호에 따라 별지 제9호의4서식의 등록신청서(전자문서로 된 등록신청서를 포함한다)에 다음 각 호의 서류를 첨부하여 「한국보건산업진흥원법」에 따른 한국보건산업진흥원(이하"한국보건산업진흥원"이라 한다)에 제출하여야 한다. 〈개정 2010.1.29〉

1. 별지 제15호서식의 의료기관 개설신고증명서 사본 또는 별지 제17호서식의 의료기관 개설허가증 사본
2. 사업계획서
3. 제19조의3에 따른 진료과목별 전문의의 명단 및 자격증 사본

② 제1항에 따른 의료기관 외에 외국인환자를 유치하려는 자는 법 제27조의2 제6항 및 영 제42조 제2항 제1호에 따라 별지 제9호의5서식의 등록신청서(전자문서로 된 등록신청서를 포함한다)에 다음 각 호의 서류를 첨부하여 한국보건산업진흥원에 제출하여야 한다. 〈개정 2010.1.29〉

1. 정관(법인인 경우만 해당한다)
2. 사업계획서
3. 제19조의4제1항에 따른 보증보험에 가입하였음을 증명하는 서류
4. 제19조의4제2항에 따른 규모 이상의 자본금을 보유하였음을 증명하는 서류
5. 제19조의4제3항에 따른 사무실에 대한 소유권이나 사용권이 있음을 증명하는 서류

③ 한국보건산업진흥원은 제1항 또는 제2항에 따른 신청 내용이 법 제27조의2 제1항 또는 제2항에 따른 등록요건에 적합한지 여부를 검토하여 그 검토 내용을 보건복지부장관에게 알려야 한다. 〈개정 2010.3.19〉

④ 보건복지부장관은 제3항에 따른 검토 내용을 확인한 결과 법 제27조의2제1항 또는 제2항에 따른 등록요건에 적합한 경우 제1항의 신청인에게는 별지 제9호의6서식에 따른 외국인환자 유치 의료기관 등록증을, 제2항의 신청인에게는 별지 제9호의7서식에 따른 외국인환자 유치업자 등록증을 각각 발행하여야 한다. 〈개정 2010.1.29, 2010.3.19〉

⑤ 한국보건산업진흥원은 제4항에 따라 발행된 등록증을 제1항 및 제2항에 따른 신청인에게 내주어야 한다. [본조신설 2009.4.29]

제19조의9(외국인환자 유치 사업실적 보고) ① 법 제27조의2제1항 및 제2항에 따라 등록한 의료기관 및 외국인환자 유치업자는 법 제27조의2제3항 및 영 제42조제2항제2호에 따라 전년도 사업실적(외국인환자의 성명은 제외한다)을 다음 각 호의 구분에 따라 매년 3월 31일까지 한국보건산업진흥원에 보고하여야 한다.

1. 의료기관의 경우 다음 각 목에 관한 사항
   가. 외국인환자의 국적, 성별 및 출생년도
   나. 외국인환자의 진료과목, 입원기간, 주상병명 및 외래 방문일수
2. 외국인환자 유치업자의 경우 다음 각 목에 관한 사항
   가. 외국인환자의 국적, 성별 및 출생년도
   나. 외국인환자의 방문 의료기관, 진료과목, 입원기간 및 외래 방문일수
   다. 외국인환자의 입국일 및 출국일

② 한국보건산업진흥원은 영 제42조제3항에 따라 제1항에 따른 보고 내용과 결과를 매년 4월 30일까지 보건복지부장관에게 보고하여야 한다. [본조신설 2009.4.29]

제 3 절 의료관광 관련 법규

1. 출입국 관리법

제7조(외국인의 입국) ① 외국인이 입국할 때에는 유효한 여권과 법무부장관이 발급한 사증(査證)을 가지고 있어야 한다.

② 다음 각 호의 어느 하나에 해당하는 외국인은 제1항에도 불구하고 사증 없이 입국할 수 있다.

1. 재입국허가를 받은 사람 또는 재입국허가가 면제된 사람으로서 그 허가 또는 면제받은 기간이 끝나기 전에 입국하는 사람
2. 대한민국과 사증면제협정을 체결한 국가의 국민으로서 그 협정에 따라 면제대상이 되는 사람
3. 국제친선, 관광 또는 대한민국의 이익 등을 위하여 입국하는 사람으로서 대통령령으로 정하는 바에 따라 따로 입국허가를 받은 사람
4. 난민여행증명서를 발급받고 출국한 후 그 유효기간이 끝나기 전에 입국하는 사람

③ 법무부장관은 공공질서의 유지나 국가이익에 필요하다고 인정하면 제2항 제2호에 해당하는 사람에 대하여 사증면제협정의 적용을 일시 정지할 수 있다.

④ 대한민국과 수교(修交)하지 아니한 국가나 법무부장관이 외교부장관과 협의하여 지정한 국가의 국민은 제1항에도 불구하고 대통령령으로 정하는 바에 따라 재외공관의 장이나 사무소장 또는 출장소장이 발급한 외국인입국허가서를 가지고 입국할 수 있다. 〈개정 2013.3.23〉

제9조(사증발급인정서) ① 법무부장관은 제7조제1항에 따른 사증을 발급하기 전에 특히 필요하다고 인정할 때에는 입국하려는 외국인의 신청을 받아 사

증발급인정서를 발급할 수 있다.

② 제1항에 따른 사증발급인정서 발급신청은 그 외국인을 초청하려는 자가 대리할 수 있다.

③ 제1항에 따른 사증발급인정서의 발급대상 · 발급기준 및 발급절차는 법무부령으로 정한다. [전문개정 2010.5.14]

제10조(체류자격) ① 입국하려는 외국인은 대통령령으로 정하는 체류자격을 가져야 한다.

② 1회에 부여할 수 있는 체류자격별 체류기간의 상한은 법무부령으로 정한다. [전문개정 2010.5.14]

제25조(체류기간 연장허가) 외국인이 체류기간을 초과하여 계속 체류하려면 대통령령으로 정하는 바에 따라 체류기간이 끝나기 전에 법무부장관의 체류기간 연장허가를 받아야 한다. [전문개정 2010.5.14]

제13조(조건부 입국허가) ① 사무소장이나 출장소장은 다음 각 호의 어느 하나에 해당하는 외국인에 대하여는 대통령령으로 정하는 바에 따라 조건부 입국을 허가할 수 있다.

1. 부득이한 사유로 제12조제3항제1호의 요건을 갖추지 못하였으나 일정기간 내에 그 요건을 갖출 수 있다고 인정되는 사람
2. 제11조제1항 각 호의 어느 하나에 해당된다고 의심되거나 제12조 제3항 제2호의 요건을 갖추지 못하였다고 의심되어 특별히 심사할 필요가 있다고 인정되는 사람
3. 제1호 및 제2호에서 규정한 사람 외에 사무소장이나 출장소장이 조건부 입국을 허가할 필요가 있다고 인정되는 사람

② 사무소장이나 출장소장은 제1항에 따른 조건부 입국을 허가할 때에는 조건부입국허가서를 발급하여야 한다. 이 경우 그 허가서에는 주거의 제한, 출석요구에 따를 의무 및 그 밖에 필요한 조건을 붙여야 하며, 필요하다고 인정할 때에는 1천만원 이하의 보증금을 예치(五置)하게 할 수 있다.

③ 사무소장이나 출장소장은 제1항에 따른 조건부 입국허가를 받은 외국인이 그 조건을 위반하였을 때에는 그 예치된 보증금의 전부 또는 일부를 국고(國庫)에 귀속시킬 수 있다.

④ 제2항과 제3항에 따른 보증금의 예치 및 반환과 국고귀속 절차는 대통령령으로 정한다. [전문개정 2010.5.14]

제30조(재입국허가) ① 법무부장관은 제31조에 따라 외국인등록을 하거나 그 등록이 면제된 외국인이 체류기간 내에 출국하였다가 재입국하려는 경우 그의 신청을 받아 재입국을 허가할 수 있다. 다만, 제10조 제1항에 따른 외국인의 체류자격 중 대한민국에 영주(永住)할 수 있는 체류자격을 가진 사람과 재입국허가를 면제하여야 할 상당한 이유가 있는 사람으로서 법무부령으로 정하는 사람에 대하여는 재입국허가를 면제할 수 있다.

② 제1항에 따른 재입국허가는 한 차례만 재입국할 수 있는 단수재입국허가와 2회 이상 재입국할 수 있는 복수재입국허가로 구분한다.

③ 외국인이 질병이나 그 밖의 부득이한 사유로 제1항에 따라 허가받은 기간 내에 재입국할 수 없는 경우에는 그 기간이 끝나기 전에 법무부장관의 재입국허가기간 연장허가를 받아야 한다.

④ 법무부장관은 재입국허가기간 연장허가에 관한 권한을 대통령령으로 정하는 바에 따라 재외공관의 장에게 위임할 수 있다.

⑤ 재입국허가 및 그 기간의 연장허가와 재입국허가의 면제에 관한 기준과 절차는 법무부령으로 정한다. [전문개정 2010.5.14]

제31조(외국인등록) ① 외국인이 입국한 날부터 90일을 초과하여 대한민국에 체류하려면 대통령령으로 정하는 바에 따라 입국한 날부터 90일 이내에 그의 체류지를 관할하는 사무소장이나 출장소장에게 외국인등록을 하여야 한다. 다만, 다음 각 호의 어느 하나에 해당하는 외국인의 경우에는 그러하지 아니하다.

1. 주한외국공관(대사관과 영사관을 포함한다)과 국제기구의 직원 및 그의

가족

2. 대한민국정부와의 협정에 따라 외교관 또는 영사와 유사한 특권 및 면제를 누리는 사람과 그의 가족

3. 대한민국정부가 초청한 사람 등으로서 법무부령으로 정하는 사람

② 제23조에 따라 체류자격을 받는 사람으로서 그 날부터 90일을 초과하여 체류하게 되는 사람은 제1항에도 불구하고 체류자격을 받는 때에 외국인등록을 하여야 한다.

③ 제24조에 따라 체류자격 변경허가를 받는 사람으로서 입국한 날부터 90일을 초과하여 체류하게 되는 사람은 제1항에도 불구하고 체류자격 변경허가를 받는 때에 외국인등록을 하여야 한다.

④ 사무소장이나 출장소장은 제1항부터 제3항까지의 규정에 따라 외국인등록을 한 사람에게는 대통령령으로 정하는 방법에 따라 개인별로 고유한 등록번호(이하 "외국인등록번호"라 한다)를 부여하여야 한다. [전문개정 2010.5.14]

2. 재외동포의 출입국과 법적지위에 관한 법률

제6조(국내거소신고) ① 재외국민과 재외동포체류자격으로 입국한 외국국적동포는 이 법을 적용받기 위하여 필요하면 대한민국 안에 거소(居所)를 정하여 그 거소를 관할하는 출입국관리사무소장(이하 "사무소장"이라 한다) 또는 출입국관리사무소출장소장(이하 "출장소장"이라 한다)에게 국내거소신고를 할 수 있다.

② 제1항에 따라 신고한 국내거소를 이전한 때에는 14일 이내에 그 사실을 신거소(新居所)가 소재한 시 · 군 · 구의 장이나 신거소를 관할하는 사무소장 · 출장소장에게 신고하여야 한다.

③ 제2항에 따라 거소이전 신고를 받은 사무소장이나 출장소장은 신거소가 소재한 시 · 군 · 구의 장에게, 시 · 군 · 구의 장은 신거소를 관할하는 사무소장이나 출장소장에게 각각 이를 통보하여야 한다.

④ 국내거소신고서의 기재 사항, 첨부 서류, 그 밖에 신고의 절차에 관하여 필요한 사항은 대통령령으로 정한다. [전문개정 2008.3.14]

제10조(출입국과 체류) ① 재외동포체류자격에 따른 체류기간은 최장 3년까지로 한다. 〈개정 2008.12.19〉

② 법무부장관은 제1항에 따른 체류기간을 초과하여 국내에 계속 체류하려는 외국국적동포에게는 대통령령으로 정하는 바에 따라 체류기간 연장허가를 할 수 있다. 다만, 제5조제2항 각 호의 어느 하나에 해당하는 사유가 있는 경우에는 그러하지 아니하다.

③ 국내거소신고를 한 외국국적동포가 체류기간 내에 출국하였다가 재입국하는 경우에는 「출입국관리법」 제30조에 따른 재입국허가가 필요하지 아니하다.

④ 대한민국 안의 거소를 신고하거나 그 이전신고(移轉申告)를 한 외국국적동포에 대하여는 「출입국관리법」 제31조에 따른 외국인등록과 같은 법 제

36조에 따른 체류지변경신고를 한 것으로 본다.

⑤ 재외동포체류자격을 부여받은 외국국적동포의 취업이나 그 밖의 경제활동은 사회질서 또는 경제안정을 해치지 아니하는 범위에서 자유롭게 허용된다. [전문개정 2008.3.14]

3. 관광진흥법

제12조의2(의료관광 활성화) ① 문화체육관광부장관은 외국인 의료관광(의료관광이란 국내 의료기관의 진료, 치료, 수술 등 의료서비스를 받는 환자와 그 동반자가 의료서비스와 병행하여 관광하는 것을 말한다. 이하 같다)의 활성화를 위하여 대통령령으로 정하는 기준을 충족하는 외국인 의료관광 유치 · 지원 관련 기관에 「관광진흥개발기금법」에 따른 관광진흥개발기금을 대여하거나 보조할 수 있다.

② 제1항에 규정된 사항 외에 외국인 의료관광 지원에 필요한 사항에 대하여 대통령령으로 정할 수 있다. [본조신설 2009.3.25]

[관광진흥법 시행령] 의료관광호텔업 신설 조항

의료관광호텔업 신설(제2조제1항 제2호 사목 및 별표 1 제2호 사목 신설) ① 의료관광객의 숙박에 적합한 시설 및 취사도구를 갖추거나 숙박에 딸린 음식 · 운동 또는 휴양에 적합한 시설을 함께 갖추어 주로 외국인 관광객에게 이용하게 하는 업으로서 의료관광호텔업을 신설함.

② 의료관광호텔업으로 등록하기 위해서는 객실을 20실 이상 갖추고, 취사시설 및 의료관광객의 출입이 편리한 체계를 갖추도록 하며, 의료관광호텔업을 할 수 있는 자는 전년도 또는 직전 1년간의 연환자수가 1,000명(서울지역은 3,000명)을 초과한 외국인환자 유치 의료기관의 개설자이거나 전년도 또는 직전 1년간의 실환자수가 500명을 초과한 외국인환자 유치업자로 하는 등 의료관광호텔업의 등록기준을 정함.

③ 의료관광객의 편의가 증진되어 의료관광 활성화에 기여할 것으로 기대됨.

Check up TEST

핵심연습문제

제3장 의료관련 법규

01 다음 중 의료인이 아닌 사람은?

① 치과의사 ② 한의사 ③ 조산사 ④ 약사

02 의료법의 목적으로 알맞은 것은?

① 국민의 건강을 보호 증진

② 의료인의 사명과 권리

③ 병원의 바람직한 운영

④ 의료진의 업무를 명확히 하기 위함

03 다음 중 간호사의 임무가 아닌 것은?

① 상병자의 간호 ② 해산부의 간호

③ 진료의 보조 ④ 보건과 양호지도

04 다음 중에서 의료행위를 할 수 없는 사람은?

① 의사 ② 간호사 ③ 조산사 ④ 의료통역사

05 다음 중 의료광고가 가능한 사항은?

① 평가를 받지 아니한 신의료기술에 관한 광고
② 치료 효과를 보장하는 등 소비자를 현혹할 우려가 있는 내용의 광고
③ 다른 의료기관 · 의료인의 기능 또는 진료 방법과 비교하는 내용의 광고
④ 외국인 환자 유치를 위한 해외광고

06 상급종합병원의 외국인환자유치 허용범위에 맞는 것은?

① 병상 수의 5/100
② 병상 수의 10/100
③ 병상 수의 15/100
④ 병상 수의 20/100

07 다음 중 외국인환자유치업자의 등록조건에 맞지 않는 것은?

① 보험금액이 1억원 이상
② 보험기간은 6개월 이상
③ 자본금 1억원 이상
④ 국내사무실

08 외국인환자 유치사업실적보고 내용에서 제외되는 것은?

① 외국인환자의 국적
② 성별
③ 진료과목
④ 성명

09 전년도 외국인환자 유치실적 보고 기간은?

① 매년 3월 31일
② 4월 30일
③ 5월 31일
④ 6월 30일까지

10 외국인의 우리나라 입국비자 발급자는?

① 대통령 ② 보건복지부장관
③ 법무부장관 ④ 외교부장관

11 조건부 입국허가자의 조건 중 필요한 경우 보증금을 예치할 수 있다. 그 금액은?

① 1천만원 이하 ② 2천만원 이하
③ 3천만원 이하 ④ 4천만원 이하

12 외국인이 입국한 날부터 몇일을 초과한 경우 외국인등록을 하여야 하는가?

① 30일 ② 60일 ③ 90일 ④ 120일

13 재외동포의 최대체류기간은?

① 1년 이상 ② 2년 이상 ③ 3년 이상 ④ 4년 이상

14 의료관광유치업자의 업무에 해당하지 않는 것은?

① 외국인환자 문의 응답
② 외국인환자 입국일정 상담
③ 의료기관 예약과 비자관련업무
④ 외국인환자의 체질진단

15 의료법 상 외국인환자유치 대상이 아닌 것은?

① 주한미군

② 건강보험가입자가 아닌 외국인

③ 국내 거소 신고한 외국국적동포

④ 주한외국공관 주재원

16 의료관광호텔업을 개설하기 위한 등록조건에 맞지 않는 것은?

① 객실은 30실 이상

② 외국인 유치의료기관은 전년도 연 환자수 1000명 이상

③ 외국인유치기업은 전년도 500명 이상

④ 취사시설 및 의료관광객 출입이 편리한 시설

정답

1.④	2.①	3.④	4. ④	5.④	6.①	7.②	8.④	9.①	10.③
11.①	12.③	13.③	14.④	15.③	16.①				

제4장 의료관광

HEALTH CARE & CULTURE

제 1 절 의료관광의 이해

1. Health Tourism & Medical Tourism 정의

1) Health Tourism(건강·보건관광)

먼저 Health Tourism의 개념을 살펴보면, Goodrich(1987)는 '건강과 관련된 시설을 관광객에게 유인하는 관광서비스 시설이나 목적지'로 공급자 중심에서 설명했고, Hall(1992)은 '특별한 흥미가 있는 관광 중 하나로서 주요동기가 건강과 관련 있는 관광'으로 동기적 중심으로 설명했다.

국내의 경우는, Health Tourism은 '보건관광', '보양관광' 등으로 표현된다. '보건'은 일반적으로 건강증진(보건의 습관, 영양, 운동, 휴양 등), 질병의 발견과 치료(건강진단, 치료, 간호 등), 질병의 예방(전염병 예방, 환경위생관리 등)을 포괄하는 개념으로 사용한다(유지윤, 2006). 또한, 이용균(2005)은 '건강검진 및 치료를 목적으로 하는 관광프로그램, 서비스'라고 정의하였다. 원영미 · 노민경 · 김명수(2007)는 '질병의 전문적인 치료 및 예방, 건강증진의 목적 뿐만이 아닌 이 · 미용 · 성형가지의 포괄적인 의료서비스를 관광자원으로 활용하여 개발 · 상품화한 의료서비스와 휴양 · 레저 · 문화체험 등 관광활동이 결합된 새로운 관광형태'라고 정의하고 있다.

또한, 보건복지 산하 한국보건산업진흥원(2006)은 보건관광(Health tourism)은

"보건 분야에서 관광자원으로 활용 가능한 부분을 발굴, 개발하고 관광을 상품화하여 서비스 및 제품을 제공하는 사업으로서 우수한 보건 서비스와 관광이 결합된 보건 관광프로그램(상품)을 개발하여 외국인(제외 한국인 포함)에게 제공함으로서 관련 사업 분야의 발전을 꾀하고 아울러 외국인 유치를 통한 외화획득 등 국가경제에 이바지하고자 하는 사업"이라고 규정하고 있다.

최근의 Health Tourism에 대한 정의를 내용별로 분류하여 살펴보면, 리조트, 스파와 일반적인 웰빙에 기초한 내용들로는 Bennett et al(2004)은 스트레스 제거와 같은 어떠한 즐거움을 지향하는 관광으로 즐겁고 편안한 활동을 말한다. 이후 여러 학자들은 이 정의를 확장하여 '레져, 레크리에이션과 교육적 활동', '육체적, 정신적 그리고 사회적 웰빙'에 초점을 맞추게 된다(Pollock and Williams, 2000).

2) Medical Tourism(의료관광)

문화체육부(2008)는 의료관광을 "해외 거주 외국인이 국내 병의원에서 미용 및 예방 진료, 수술 및 휴양 치료 등의 의료서비스를 받으며 환자 본인 또는 동반자가 일체의 관광행위를 병행하는 것"이라고 지칭하고 있다.

Henderson(2004)은 '건강검진, 입원, 그리고 수술 치료'로 한정하였다. 이와 비슷하게 Carrera and Bridges(2006)와 Connell(2006)은 의료와 관광이 결합된 형태로 장기간에 걸쳐 건강을 회복시키거나 수술 또는 치과적 치료로 개선시키는 것으로 구별하였다. 결론적으로, 직접적인 의료서비스와 관광활동이 접목된 관광에는 의료관광(Medical tourism)이라는 용어를 주로 사용한다(박종덕 홍창식, 2014).

국내 외 의료관광 개념에 대한 인식의 차가 존재하고 있으나, 현재 국제적인 트랜드는 경증치료 및 Beauty Service를 포괄하는 개념으로 확대되고 있다. 외래객의 방문이라는 관점에서 보면, 모든 영역에서 '관광'은 이루어지고 있으며, 이를 위한 관광서비스 및 관광인프라에 대한 준비가 앞서 마련되어야 할 것으로 보인다(한국관광공사, 2008).

2. 의료관광 상품 및 서비스

Henderson(2004)은 의료관광을 성형수술, 스파 및 대체요법과 대조되는 형태로 구분하여 제시하였다. Healthcare Tourism은 일반적으로 소비자의 요구에 따라 크게 3가지 유형으로 구분한다. Medical Tourism은 생명과 직결되는 수술로 건강검진, 암수술, 심장수술, 골수이식, 장기이식 같은 의료서비스 유형을 말한다. 성형수술은 가슴확대술, 얼굴주름살 제거시술 등을 말하고, 온천 및 대체요법은 침술, 방향요법, 한방치료, 피부관리, 운동 및 다이어트, 동종요법, 마사지, 명상, 스트레스 관리, 해수요법, 요가 등으로 치료하고 건강증진을 위해 전통의학을 체험하고 온천을 즐기는 프로그램이라 할 수 있다.

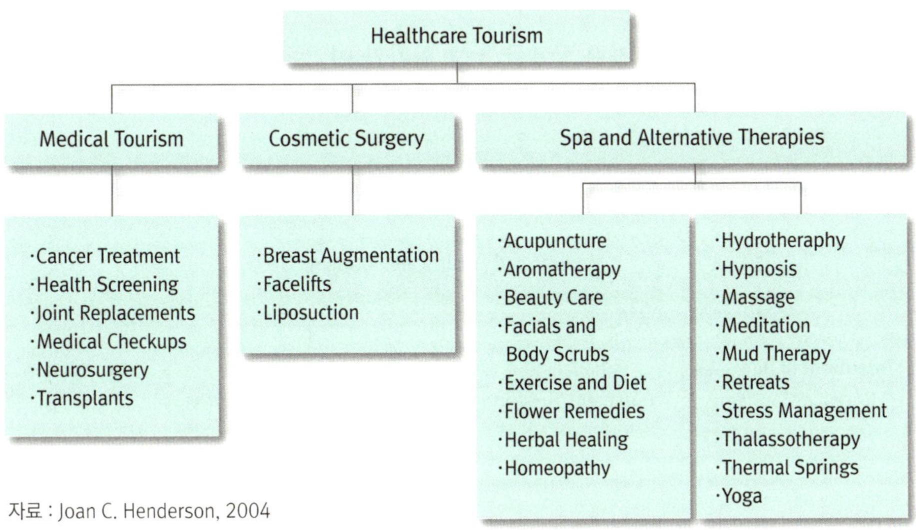

자료 : Joan C. Henderson, 2004

그림 4-1 Healthcare Tourism의 유형 및 범위

Tourism Research and Marketing(2006)은 Medical and Health Tourism의 구성을, Medical Tourism, Cosmetic Surgery, Spa/Alternate Therapies, Reproduction로 구분하여 설명하고 있다. Medical Tourism은 일반적으로 의료 검진, 건강 검진, 치과 치료, 관절 대체, 심장 수술, 암 치료, 신경외과, 이식 및 기타 이식 수술 같은 복잡한 절차를 의료 서비스로부터 제공받는다. 성형수술은 질병이 아닌 미학적 목적을 위해 주로 수행하고 있다. 이러한 절차의 예로는, 모든 성형 수술, 유방 수술, 얼굴 주름제거 수술, 지방흡입 및 미용 치과가 포함된다. 관광과 의료 관광의 구성 요소는 전통적으로 대부분의 관광 및 레저 산업과 연결 된다. Medical and Health Tourism의 웰빙 세그먼트는 라이프 스타일의 건강 증진(Bennett et al, 2004)을 위한 온천치료를 포함할 수 있다. 열 및 물 요법, 침술, 아로마 테라피, 미용 관리, 운동과 식이요법, 허브 치유, 동종 요법, 마사지, 스파 트리트먼트, 요가 등이 있다. 마지막으로 출산관광은 Medical Tourism의 증가와 성장 영역이다. 체외에서와 마찬가지로 및 생체 내 불임 관련 치료를 찾는 환자가 여기에 해당된다.

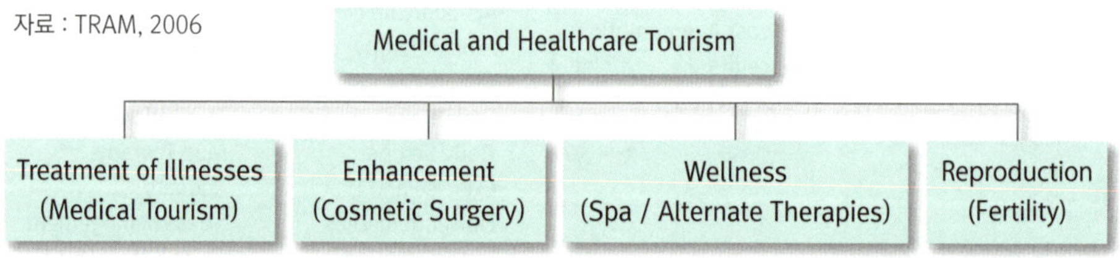

그림 4-2 Medical and Healthcare Tourism의 구성

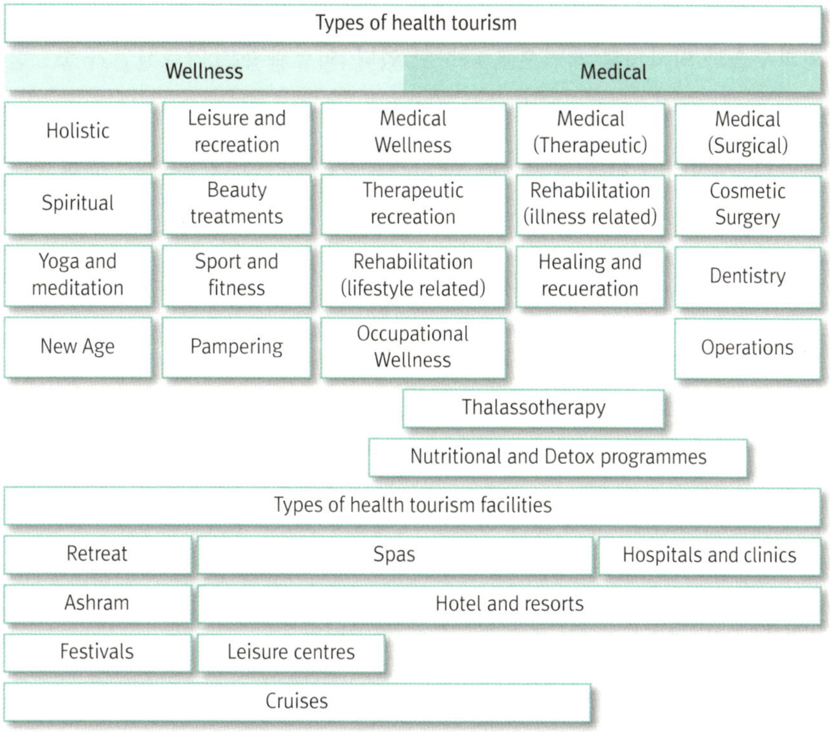

자료 : Smith and Puczko, 2009

그림 4-3 현대 Health, Wellness Tourism의 제품과 시설의 범위

Smith와 Puczko(2009)이 제시한 Health Tourism의 분류와 시설 구분은 의료관광과 웰니스관광이 Health Tourism의 하위 개념이라는 사실을 전제로 수술의 정도와 웰니스의 정도에 따라 Health Tourism의 유형을 다섯 개 그룹으로 나누고, 해당 그룹에 속하는 상품들을 제시하고 있다. 또한 하단의 그림은 해당 고객에게 필요한 시설을 제시하고 있다. 의료, 성형, 치과, 수술과 같은 높은 의료서비스를 요하는 것들을 의료관광상품으로 배치하고, 휴가, 종교, 요가 및 명상, 뉴에이지를 웰니스 차원의 관광상품으로 배치했다. 의료관광상품을 다시 수술 의료관광상품, 테라피 의료관광상품, 의료 웰니스 관광상품으로 세분하고, 웰니스 관광상품을 다시 의료 웰니스 관광상

품과 여가형 웰니스상품, 기치료(Holistic) 웰니스상품으로 구분했다. 정리하면, 웰니스관광은 레저와 레크리에이션 및 전체적인 기능치료의 개념으로 그리고 의료관광은 크게 외과수술과 의학치료 개념으로 나누고 있다. 의료관광은 의료행위가 중요한 역할이라고 할 수 있으나, 웰니스관광에서는 의학 또는 치료의 범위는 포함되지 않는다는 것이 다르다. 시설적인 면을 살펴보면, 웰니스관광은 휴양이나 은퇴처, 축제, 레저센터가 속하고 의료관광은 병원과 전문 클리닉센터가 포함된다. 그리고 중요한 것은 스파, 호텔과 리조트 그리고 크루즈는 Health Tourism의 전반적인 이용시설에 포함이 된다는 것이다.

표 4-1 국내 의료관광 상품 및 서비스의 분류

연구자	상품 및 서비스의 분류
이경환·주영환(2005)	양방, 한방, 미용분야, 호텔·리조트의 스파센터를 포함한 관광레저
김현지(2007)	양방(성형, 피부, 치아, 건강검진), 한방(사상체질, 침, 부항), 음식/식품(전통음식, 건강식 시식 및 구매), 미용(마사지, 피부미용), 요양(스파, 다이어트, 요가)
전명숙(2007)	질병치료 관광상품, 미용성형의료관광상품, 전통의료 관광상품
김민철 외(2008)	스파 및 마사지, 종합검진, 장기요양호스피스, 단기요양, 재활치료, 피부관리, 한방치과, 단과전문시술, 미용성형, 고난이도시술, 치과치료

제 2 절 현대 의료관광의 현황과 전망

최근 많은 나라에서는 의료산업과 관광개발을 연계한 즉, 의료서비스를 관광 상품과 연계한 적극적인 마케팅 활동을 추진하는 '의료관광(Medical Tour or Global Health-care)산업'을 집중 육성하고 있다(Laws, 1996; 전제란, 2009). 이런 상황에서 싱가포르, 인도, 태국 그리고 중국과 같은 아시아 국가에서는 의료서비스와 휴양, 레저, 문화 등의 관광활동을 결합하여, 의료관광을 외화획득을 위한 21세기 국가 전략산업으로 선정하고 이를 위해 대규모 예산과 정부차원의 적극적인 지원정책을 펴고 있으며, 미국을 비롯한 세계 각국에서도 민간주도로 의료서비스 및 건강증진 식품을 관광산업과 연계하여 발전시키는 등, 의료관광은 급속한 성장을 하고 있다(유지윤, 2006).

이에 2009년도 대한민국 정부는 글로벌 헬스케어산업을 기존 치료 위주에서 고용 부가가치를 창출하는 산업적 측면으로 인식하여 '차세대 성장 동력 산업'으로 선정하였다(관계부처 합동, 2009). 이는 생명공학과 의료기술의 발달로 인간의 수명이 연장되고 있으며, 경제성장으로 소득이 증대되어 의료서비스의 소비가 단순질병치료를 벗어나서 높은 건강수준의 지향이라는 형태로 변하고 있고, 의료서비스의 교역재적 성격이 증가하고 있어서, 의료산업이 국제적으로 발전할 수 있는 계기가 마련되었기 때문이다(김민철 외, 2008).

우리나라의 경우, 2009년 5월부터 의료기관과 유치기관이 법적으로 허용되어 본격적인 외국인 유치가 가능하게 되었다. 이에 따라 2013년까지 외국인 환자 20만 명 유치와 4조원의 생산유발 효과가 기대되며 향후 5년간 16,000명 이상의 고용 창출 효과가 있을 것으로 예상되었다. 향후 5년간 의료관광의 의료부문 경제파급효과는 진료수입으로 매년 평균 2,200억 원을 기대하고 있다(보건복지가족부, 2008; 국가과학기술위원회, 2009).

Internal Deloitte Analysis에 의하면, 세계 의료관광객수의 경우에도 2005년에는 1천9백 만 명 이었으나 2007년은 2천5백8십 만 명으로 조사되어, 연평균 16.5%의 증가율을 보이고 있는 것으로 파악된다. 미국은 2017년까지 1천5백 만 명이 의료치료를 위해 출국이 예상된다. 아시아 지역에서는 2007년 290만 명의 의료관광객이 방문하여 전 세계 의료관광시장의 12.7%에 해당하는 약 34억 달러의 수익을 획득한 것으로 조사되었으며 지역 내에서 싱가포르, 태국, 말레이시아, 필리핀, 인도가 의료관광 시장의 대부분을 차지하고 있다. 향후 5년 이후에 아시아 지역 의료관광 시장은 두 자리 수 증가율로 성장할 것으로 예상되어, 2012년에는 610만 명의 의료관광객들에 의해 약 75억 달러의 수익을 창출할 것으로 전망(Deloitte, 2008; 임형택, 2009)되었다. 이상과 같이 의료관광을 통해 경제적 발전과 함께 항상 같이 고려하여야 하는 것이 이러한 긍정적인 측면 뒤에 숨어 있는 잠재적인 부정적 요인이다. 경제적인 목적을 위해 외국인 환자의 유치와 판매에 치우치다 보면 자국 또는 현지 의료 환자와의 형평성 또는 차별화 문제 등이 발생하여 갈등을 야기할 수 있기 때문이다(박종덕 · 홍창식, 2014).

Prem Jagyasi(2008)은 의료관광산업을 활성화시키는 핵심 동력에 대하여 기술(Technology), 비용(Cost), 욕구(Needs), 변화(Change), 인구통계적 특성(Demographics)의 다섯 가지 요인으로 설명하고 있다. 첫 번째로, 기술은 더 효율적인 글로벌 교통과 커뮤니케이션 시스템 등을 개발하여 의료관광을 활성화시킨다. 또한, 의료산업의 기술과 인터넷을 통한 세계 평준화는 서비스의 질을 향상시킨다. 둘째, 비용은 환자가 의료보험을 가지고 있지 않거나 그들의 의료적 욕구에 감당할 수 없을 정도의 의료보험이라면, 나머지 치료비용은 건강보험 환자에게로 전환된다. 이것이 잘 알려진 비용전환이다. 셋째, 새로운 소비자 욕구의 출현 즉, 치료를 받기 위해 긴 대기행렬을 피하거나 가능한 최신 치료를 받기를 원하거나, 환자의 자국에서 치료가 불가능할 때 새로운 해결을 요구하는 경우, 욕구는 의료관광의 또 다른 동력인자인 것이다. 넷째, 병원은 전통적인 평범한 일반병동보다는 럭셔리한 호텔개념에 더 근접하다. 수술 후, 거기에 매력적인 관광자원을 방문할 기회를 제공하는 것이 환자를 위해 좀 더 확실한 변화를 줄 수 있다. 마지막으로 미국의 베이비 부머(Baby boomers)는 인구 고령화로 인해 국가의 의료시스템에 영향을 크게 미치고 있는 것처럼 인구 통계적 변화도 중요한 동력인자이다.

비록 우리나라가 국제 인지도 부분 및 글로벌 진료 인프라 구축이 미비하여 글로벌 헬스 케어 시장에 초기 참여 단계에 머물고 있지만, 기술경쟁력은 미국, 유럽의 80~90%

수준이며 가격경쟁력 또한 미국, 일본, 싱가포르보다 높아 가능성이 있다고 보여 진다(국제병원 인증지원센터, 2010). 의료관광은 많은 개발도상국가에게 국제적인 비즈니스 기회를 제공하고 있으며(Gupta, 2004; Christine, 2007) 또한, 세계화와 기술 경제적인 변화를 가져오게 하였다.

우리나라의 경우, 2009년 5월부터 의료기관과 유치기관이 법적으로 허용되어 본격적인 외국인 유치가 가능하게 되었다. 이에 따라 2010년을 기준으로 의료관광의 생산유발효과는 3,937억원, 부가가치 유발효과는 1,972억 원, 취업 유발효과는 4,884명으로 추정된다. 이 같은 추세대로라면 의료관광 연간 수입액은 2011년 3,558억 원, 2015년 1조 2,740억 원, 2020년 5조 5,101억 원에 달할 것으로 예측되었다. 경제적 파급효과는 의료산업과 관광산업의 유발계수 평균과 연도별 의료관광 수입과의 곱으로 예측한 것이다. 2020년 의료관광은 9조 4,151억 원의 생산유발효과와 11만 6,814명의 취업유발효과를 창출할 것으로 기대되고 있다(한국관광공사, 2011).

그러나, 한국의 의료관광은 해외인지도 부족, 외국인환자 접근성 제약, 외국인 환자에 대한 책임성 개념이 장애요인으로 작용하고 있다. 첫째, 국내 의료기관의 의료수준에 비해 해외인지도는 싱가포르는 물론 태국, 필리핀 등 주변국에 비해서도 낮은 상황이다. 둘째, 해외환자 친화적 의료 환경 조성에 필요한 투자자금을 조달할 수 있는 제도적 여건이 미흡하다. 셋째, 외국인 환자에 대한 의료수가가 동일시술에 대해 의료기관마다 수가차이가 매우 큰 상황이며, 외국인 환자와의 의료분쟁 가능성을 사전예방하고 의료분쟁 발생 시 이를 조정할 수 있는 제도적 장치가 미약하다(관계부처합동, 2009b). 이에 따른 대책과 학문적 연구가 필요한 시점이다.

보건복지가족부는 '2010년 외국인환자 유치실적 분석자료'를 발표했다. 주요한 내용을 살펴보면 다음과 같다. 2010년 국내병원을 찾은 외국인환자가 8만1789명인 것으로 나타났다. 이들이 소비한 병원비는 1032억 원 규모로, 1인당 131만원을 사용했다.

이 실적은 복지부에 등록한 2000개소 중 1686개소가 제출한 자료를 분석한 것이다. 건강보험에 가입되지 않은 외국인이거나, 국내에 거소신고(외국에 거주하는 동포로서 한국에 90일 이상 체류할 때 하는 신고)를 하지 않은 재외동포를 대상으로 했다.

분석결과, 국내 병원을 방문한 외국인환자는 8만1789명으로 지난해 6만201명보다 36% 증가했다. 이들 중 79.2%인 6만4777명이 외래진료를 받았고, 14.2%인 1만1653명은 건강검진을 받았다. 입원해 치료받은 사람은 5359명으로 6.6%에 불과했다.

하지만 쓰고 간 비용은 입원환자가 평균 583만원으로 가장 많았다. 전체 환자 평균 진료비가 131만원이라는 점에 비춰볼 때 높은 수치다.

한국을 찾은 환자들 중에는 남성보다 여성(57.2%)이 많았다. 특히 일본과 중국의 경우 여성 환자 비율이 각각 79%. 71%로 눈에 띄게 높았다. 연령대는 20~30대가 43%, 40~50대가 36.2%로 젊은 층이 많았으며, 건강검진은 40~50대가 높았다. 미용성형을 위해 한국을 찾는 젊은 여성들이 많기 때문인 것으로 분석된다.

국적별로는 미국(32.4%)이 가장 많았고 중국(19.4%)과 일본(16.8%), 러시아(7.7%), 몽골(2.8%) 순이었다. 2009년에 비해 중국과 러시아, 몽골은 크게 증가했지만 일본 환자 비중은 오히려 14% 가량 감소한 것으로 집계됐다. 주요 전략국가인 중국과 카자흐스탄과 중동도 높은 증가세를 보였다.

'부가가치' 높은 입원환자만 놓고 보면 미국(26.8%)과 일본(17.3%), 중국(15.5%), 러시아(6.8%) 순으로 많았다. 건강검진은 동포들이 많은 미국(35.2%)과 중국(22.1%), 러시아(15.6%), 일본(11.6%) 순이었다.

가장 많이 찾은 진료과는 피부과 · 성형외과가 14%로 근소하게 앞섰다. 내과(13.5%), 검진센터(13.1%), 가정의학과(9.8%) 순이었다. 절반가량이 상급종합병원을 찾았으며, 23.5%가 의원급을 방문했다. 20%는 종합병원이었다.

지역별로는 서울이 61%로 압도적인 가운데 경기가 13%, 대구 · 부산이 10.5%의 분포를 나타냈다. 서울과 경기, 인천 등 수도권 지역이 차지하는 비중은 78.5%로 지난해 87.8% 보다는 다소 완화된 것으로 분석됐다.

신고한 의료기관들의 총 진료수입은 1032억 원으로 지난해 547억 원보다 크게 늘었다. 1인당 평균 진료비는 131만원으로 내국인 1인당 연간 진료비(비급여 제외) 96만원보다 높았다. 입원환자의 평균진료비는 583만원으로 국내 입원환자 평균진료비 285만원의 2배를 육박하는 것으로 나타났다. 특히 입원환자와 중증 외래환자를 합한 중증환자 7776명(9.5%)은 402억 원의 진료비를 써 전체 진료비 1032억 원의 39%를 차지하는 것으로 나타났다. 1억 원 이상 고액 환자는 21명, 1000만 원 이상 진료비를 부담한 환자는 1732명이었다. 국가별로는 카자흐스탄이 378만원으로 가장 많은 진료비를 쓰고 갔고, 러시아가 297만원, 몽골이 258만원으로 뒤를 이었다. 외래진료를 주로 받는 일본은 84만원으로 낮았다.

외국인환자를 1000명 이상 유치한 의료기관은 19곳, 500명 이상 유치한 의료기관은 40곳으로 나타났다. 상급종합병원에서 진료받은 환자가 3만5382명(43.3%)으로 가장 많았으며, 의원을 찾은 환자는 1만9192명(23.5%)명이었다.

가장 많은 환자를 유치한 기관은 연세대 세브란스병원이었으며, 지난해 1위를 차지한 삼성서울병원이 2위로 뒤를 이었다. 일본 환자가 많은 청심국제병원이 3위, 서울아산병원이 4위, 서울성모병원이 5위를 차지해 청심국제병원을 제외하고는 모두 상급종합병원이었다. 종합병원급만 놓고 보면 샘안양병원이 가장 많은 환자를 유치했고, 병원급 중에서는 청심국제병원과 자생한방병원, 광동한방병원이 상위권에 이름을 올렸다. 의원급은 지난해 1월부터 10월까지 800여명을 유치한 오라클피부과가 1위를 차지했으며, BK동양성형외과가 뒤를 이었다. 3위는 건강검진 전문인 서울대 강남센터, 4위는 후즈후피부과의원, 5위는 미그린한의원이 이름을 올렸다.

벌어들인 진료비 총액을 기준으로 하면 삼성서울병원이 1위를 차지했다. 가장 많은 환자를 유치한 세브란스병원이 2위이었으며, 서울아산병원과 서울성모병원이 뒤를 이었다. 5위는 BK동양성형외과로 의원급으로는 유일하게 10위권에 랭크됐다.

1인당 진료비만 놓고 보면 미용성형을 전문으로 하는 의원들이 약진했다. 안면윤곽수술을 주로 하는 JK성형외과와 아이디병원이 각각 1위와 2위를 차지했으며, 성형전문 심미안의원이 3위에 이름을 올렸다. 4위는 척추전문 우리들병원, 5위는 심장질환 전문 세종병원이 차지했다(보건복지가족부, 2011).

한국관광공사에서 실시한 조사 보고서에 따르면 재미교포들이 국내 의료관광에서 가장 높은 관심을 보인 분야는 건강검진으로 나타났다. 또한 극동러시아 지역 사람들을 대상으로 한 조사에서도 종합건강검진은 한국에서 가장 받고 싶은 진료로 선택되었다. 이렇듯 종합건강검진은 현재 국내에서 가장 이슈화되고 있는 의료관광상품의 한 유형이라고 할 수 있다(김미주, 2009).

복지부가 '08년 수도권 소재 종합병원 28개 기관을 대상으로 병원 홈페이지 등을 통하여 자체 조사한 결과에 따르면, 1인당 검진 비용은 일반적인 종합검진이 50만원 전후였고, 맞춤형 검진을 표방하는 경우에는 100만원 이상이었다. 의료기관 간 투자 경쟁에 따라 검진의 고급화, 편의성까지 고려하여 내놓은 '프리미엄 건강검진'의 경우 19개 기관(67.9%)에서 주로 250~350만원대의 가격에 최대 50~70개 항목으로 실시 중이었으며, 이 중 서울대병원 강남센터, 서울삼성병원, 서울아산병원 등 3곳의 경우 500만원 이상의 고액 프로그램도 있었다. 건강을 위해 아낌없이 투자하려는 소비자의 인식변화에 따라 이러한 민간 검진 시장은 당분간 계속 확대될 것으로 보인다(김한숙, 2010).

제 3 절 의료관광프로세스

1. 업무 프로세스

의료관광에서 상대적으로 큰 비중을 차지하는 것은 의료업무 분야라 할 수 있다. 그 이유는 의료관광의 목적적 측면에서 치료 · 요양목적이 숙박 · 관광목적보다 비중이 크고 내용적 측면에서는 의료행위의 위험성이 숙박 관광행위의 위험성보다 훨씬 높다고 보기 때문이다. 그리고 한 통계를 보더라도 비용적 측면에서 의료관광객 1인당 의료비용은 370~1,000만 원인데 비해 숙박 관광비용은 180만원을 소비하는 것으로 나타나고 있기 때문에 의료업무가 큰 비중을 차지한다고 볼 수 있는 것이다(정용업, 2013, p.260).

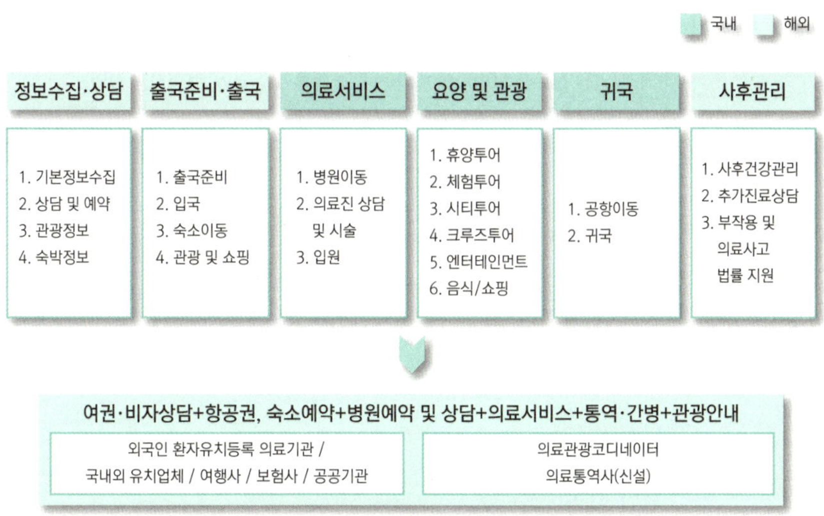

자료 : 한국관광공사(2013), 한국의료관광총람_입문편, p.10 재편집

그림 4-4 의료관광흐름도

의료관광 흐름도의 단계별로 세부적인 업무절차로 나누어 내용을 살펴보면 〈표 4-2〉와 같다.

표 4-2 의료관광 업무프로세스

단계	업무 프로세스
정보수집 · 상담	·환자의 정보수집(개인정보, 진료기록, 각종 검사결과물과 진단서) ·본인이 원하는 진료과목에 대한 의료시설 및 의료기술 등 정보제공 ·환자의 진료계획 상담(치료 일정에 따른 입원일수 및 외래 진료횟수, 치료전 검사, 예상 진료, 부가서비스 고려) 및 예약 ·진료비 산정(산출된 진료비는 변동될 수 있음을 고지) ·의료서비스 체크리스트와 진료비예상 상세견적 제공 ·일정에 따른 숙박기관, 쇼핑, 관광일정에 대한 계획수립과 예약 ·국가나 도시의 위치, 기후, 언어, 환율 등 정보 제공
출국준비 · 출국	·무비자 발급국가 및 체류기간 90일 이하의 경우: 병원의 예약상황과 비행기일정, 숙박 시설예약 관련 서류 발급 ·비자 발급 및 90일 이상의 경우: 현지 의사 진단서, 한국병원의 진료예약증, 지불능력확인서(재직증명서, 은행 잔고확인서, 기타 재산 증명원 등) 준비서류 안내 및 발급 ·공항영접 및 에스코트(숙박기관 및 병원)
의료서비스	·외래/입원 진료수속(환자의 비자 종류와 체류기간 확인, 보험사항 확인) ·진료(검사 · 촬영 · 수술 · 처치 · 투약 · 주사)및 입원 ·퇴원(진료내역과 진료비 납입)절차 및 관련서류 발급(환자의 의무기록 및 의사진단서와 소견서)
요양 및 관광	·동반가족의 숙박이나 퇴원 후 관광안내 및 예약
귀국 및 사후관리	·공항까지 필요 교통수단의 제공 ·지속적인 사후점검과 추가진료에 대한 상담 ·의료사고 발생 시 대응

2. 비자 프로세스

법무부는 2009년도 5월 이후 출입국관리법을 개정하여 기존의 단기종합(C3 : 90일), 일반(G1 : 1년) 비자에 치료 목적 입국을 의미하는 메디컬 코드 M표기를 더해 C-3-M, G-1-M 두 종류의 의료관광 비자를 발급하고 있다.

표 4-3 의료관광비자를 받기 위한 준비서류

서류	비고	
1. 사증발급신청서	필수	사진부착
2. 여권 및 신분증	필수	원본 및 사진면 사본
3. 의료기관에서 발급한 의료목적 입증서류	필수	현지 진료 확인서 및 진단자료(원본과 번역본) 의사소견서(원본과 번역본), 예약확인서 혹은 의료기관 입금 확인서, 입국목적 사실 확인서, 향후 치료비 추정서
4. 사업자 등록증	필수	의료기관 및 유치업체 사업자등록증
5. 치료 및 체류비용 조달능력 입증할 수 있는 서류	필수	통장사본, 재직증명서 번역본, 소득증명서 번역본, 의료보험가입증명서
6. 초청장	선택	초청사유서, 유치기관 초청장, 체류일정표 (혹은 관광일정표)
7. 동반자 서류	선택	환자 본인과의 가족관계증명서류

자료 : 한국관광공사(2012), 한국의료관광총람 입문편, p.32

현재에는 의료관광비자 발급절차에 대한 해외의료관광객과 외국인 환자 유치의료기관 또는 유치업자의 편의를 제공하기 위해 다양한 제도가 추가되고 있는 상황이다.

표 4-4 추가된 의료관광비자 제도

제도	내용
사증발급인정서를 통한 초청비자 발급	사증발급인정신청서, 초청사유서, 사업자등록증사본, 외국인 환자 유치 의료기관 또는 유치업자의 등록증 사본, 의료기관에서 발급한 의료목적 입증서류 준비 제출
3년간 유효한 복수비자 발급	2012년부터 중국 의료관광객들 중 의료기관 또는 유치업체가 보증하거나 의료관광비자로 방문한 적이 있는 경우에 발급 가능

Check up TEST

핵심연습문제

제4장 의료관광

01 다음 중 성격이 다른 하나를 고르시오.

① 건강과 관련된 시설을 관광객에게 유인하는 관광서비스 시설이나 목적지

② 보건분야에서 관광자원을 활용 가능한 부분을 발굴, 개발하고 관광을 상품화

③ 스트레스 제거와 같은 어떠한 즐거움을 지향하는 관광

④ 직접적인 의료서비스와 관광활동이 접목된 관광

HINT >>> ①~③ 건강(Health Tourism)과 관련된 내용, ④ 현대적 의료관광의 개념설명

02 Smith and Puxczko의 의료관광 개념에서 웰니스와 의료의 개념을 중복하여 나타날 수 있는 유형이 아닌 것은?

① Medical Wellness ② Therapeutic Recreation

③ Rehabilitation ④ Dentistry

03 의료관광이 발달한 나라가 아닌 곳은?

① 싱가포르 ② 러시아 ③ 태국 ④ 인도

04 의료관광산업을 활성화 시키는 핵심성장동력 요인이 아닌 것은?

① 기술　　② 비용
③ 경제활성화　　④ 인구통계적 특성

05 국내 의료기술을 의료선진국인 미국과 비교하면 어느 정도 수준인가?

① 50~60%　② 60~70%　③ 70~80%　④ 80~90%

06 한국 의료관광의 주요한 문제점이 아닌 것은?

① 세계 유일의 분단국가로서 갖는 불안감
② 해외인지도 부족
③ 외국인환자 접근성 제약
④ 외국인환자와의 의료분쟁 가능성

07 2010년 외국인환자 유치실적을 분석해 볼 때, 총 외국인 환자의 비율을 올바르게 표시한 것은?

Ⓐ 외래진료 환자 수　Ⓑ 건강검진 수　Ⓒ 입원환자 수

① Ⓒ〉Ⓑ〉Ⓐ　② Ⓐ〉Ⓑ〉Ⓒ　③ Ⓑ〉Ⓒ〉Ⓐ　④ Ⓒ〉Ⓐ〉Ⓑ

08 2010년 외국인환자 유치실적을 분석해 볼 때, 건강검진 대상자 중에서 가장 많은 연령대를 차지하고 있는 곳은?

① 20~30대 ② 30~40대 ③ 40~50대 ④ 50대~60대

09 외국인 환자가 우리나라 지역 중에서 제일 많이 차지한 곳은?

① 대구 ② 부산 ③제주도 ④ 서울

10 의료관광 프로세스에서 초기의 업무가 아닌 것은?

① 관광 및 쇼핑활동 ② 상담 및 예약

③ 관광정보제공 ④ 출국준비

11 의료관광 VISA를 발급받기 위해서 필수적인 서류가 아닌 것은?

① 사증발급신청서

② 여권 및 신분증

③ 의료기관에서 발급한 의료목적 입증서류

④ 초청장

12 단기 종합(C-3) 사증 신청서류가 아닌 것은?

① 의료기관에서 발급한 의료목적의 입증서류
② 치료 비용 조달능력 입증서류
③ 외국인환자 유치의료기관의 등록증
④ 외국인환자 유치업자의 대표 인감

13 다음 국가 중 의료기관이 보증하는 경우 3년 간 유효한 복수비자가 발급 가능한 국가는?

① 중국 ② 일본 ③ 미국 ④ 영국

14 다음 Henderson의 의료관광 구분을 완성하시오.

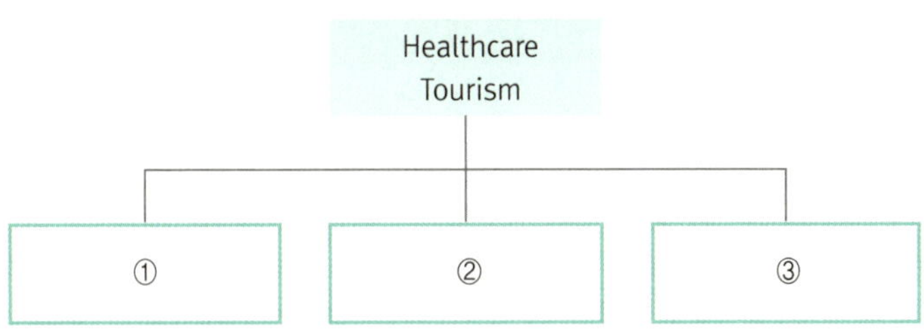

정답

1.④ 2.④ 3.② 4.③ 5.④ 6.① 7.② 8.③ 9.④ 10.①
11.④ 12.④ 13.①
14.① Medical Tourism ② Cosmetic Surgery ③ Spa and Alternative Therapies

HEALTHCARE & CULTURE

PART Ⅱ
문화의 이해

제5장 문화의 이해

HEALTH CARE & CULTURE

제 1 절 의료와 문화의 관계

보건의료 신념, 관습을 존중하고 응대하는 보건의료 서비스로서 문화역량은 건강 불평등 격차를 줄일 수 있는 주요한 요인 중의 하나이며, 다양한 환자들의 문화적 및 언어적 욕구들이 긍정적인 건강결과를 가져오게 할 수 있다. 자신의 제한된 가치를 통하여 세계를 보던 보건의료 제공자들이 다른 문화의 환자들에 대한 접근을 타협할 수 있다는 것이 점점 명백해지고 있다(이은희 외, 2012, p.30). 시대적으로 변화된 의료관광에 있어 문화적 · 언어적 이해는 필수라 할 수 있다.

다음 〈표 5-1〉는 미국보건성에서 제안한 문화와 언어적으로 적절한 보건의료서비스(CLAS) 표준으로 제시된 내용이다.

표 5-1 보건의료 조직에 의한 문화적 · 언어적으로 적절한 보건의료 서비스(CLAS)

·보건의료 조직은 환자/소비자는 모든 직원들로부터 효과적이고, 이해할 수 있고, 존중받는 간호를 받되, 그러한 간호는 그들의 문화적 건강신념, 관행 및 선호 언어에 적합한 방식으로 제공될 것을 보장해야 한다 ·보건의료 조직은 서비스 지역의 인구학적 특성을 대표하는 다양한 직원 및 지도자의 조직을 모든 수준에서 채용, 유지 및 증진할 전략을 수행해야 한다 ·보건의료 조직은 모든 수준 및 학제 간 직원들이 문화적으로 그리고 언어적으로 적절한 서비스 전달에 있어 교육 및 훈련을 지속적으로 받도록 보장해야 한다 ·보건의료 조직은 이중언어 직원과 통역사 서비스를 포함한 언어 보조 서비스를, 운영시간 동안 때맞춘 방식으로 모든 접촉의 시점에서 영어 구사력이 제한된 각 환자/소비자들에게 비용부담 없이 제안 및 제공해야 한다 ·보건의료 조직은 통역사와 이중언어 직원을 통하여 영어 구사력이 제한된 환자/소비자에게 제공된 언어 보조 능력을 확인해야 한다. 가족 및 친구들은 통역서비스를 제공하는데 사용하면 안 된다(환자/소비자가 요구하는 경우에는 예외) ·보건의료 조직은 서비스 지역에서 일반적으로 만나게 되는 그룹이나 대표하는 그룹의 언어로 환자-관련 자료 및 도로표지를 쉽게 이해할 수 있도록 만들어야 한다 ·보건의료 조직은 문화적으로 언어적으로 적절한 서비스를 제공하기 위하여 명백한 목표, 정책, 운영 계획 및 관리 의무/감시 기전을 명확히 하는 서면 전략 계획을 개발하고, 수행하고 장려해야 한다	·보건의료 조직은 문화적으로 언어적으로 적절한 서비스에 대하여 조직의 초기 사정 및 과정 사정을 수행해야만 하며, 문화적 언어적 능력-관련 측정을 내부 감사, 수행 증진 프로그램, 환자 만족도 사정 및 결과근거 평가로 통합하여 수행 해야만 한다 ·보건의료 조직은 개인 환자/소비자의 인종, 민족성, 그리고 구두 및 서면 언어에 대한 자료는 건강기록으로 수집되고, 조직의 관리 정보 체계로 통합되어야 하며 주기적으로 업데이트해야 한다 ·보건의료 조직은 서비스 지역의 문화적 언어적 특성을 대변하는 수행 서비스 및 계획에 대한 욕구 사정뿐만 아니라 지역사회의 현재 인구학적, 문화적, 역학적 프로파일을 유지해야 한다 ·보건의료 조직은 지역사회와 참여적이고 호혜적인 파트너쉽을 개발해야 하며, CLAS-관련 행위를 계획하고 수행함에 있어 지역사회와 환자/소비자의 참여를 강화시키기 위한 다양한 공식적이거나 비공식적인 기구를 사용해야만 한다 ·보건의료 조직은 갈등 및 불만 해결과정이 문화적으로 언어적으로 민감하고, 환자/소비자에 의한 문화간 갈등이나 불평을 확인하고 예방하고 해결할 수 있도록 보장해야 한다 ·보건의료 조직은 CLAS를 수행하는 데 있어 그들의 점진적이고 성공적인 개선방안에 대한 공공의 정보를 규칙적으로 사용 가능하게 만들도록 하며, 이러한 정보의 사용 가능성에 대한 그들의 지역사회에서 공공의 지침을 제공하도록 해야 한다

자료 : Office of Minority Health(2007), National standards on culturally linguistically appropiate services(CLAS), Federal Register 65(247), 80865-80879. Department of Health and Human Service, U.S. Public Health Service, Washington. D.C. Retrived February 2, 2010 from http://omhre.gov/clas/ds.html; 이은희 외 공저, 간호에서의 다문화개념, 2012, p.33 재인용.

제 2 절 문화차이의 이해

1. 문화의 개념

문화(文化)란 어휘는 라틴어 'Cultura'로부터 유래된 것으로, 경작(耕作), 재배(栽培), 육성(育成)의 의미를 지니고 있다. 17세기 이후 유럽을 중심으로 'Culture'라는 영어식 단어로 탈바꿈하게 되었고, '인간에 의하여 이룩된 정신적 예술적 표현의 모든 것'이라는 광범위한 의미로 사용되었다.(이혁진 · 이춘호, 2011, p.13)

문화는 시대상황에 따라 변화하며, 특정 고유영역의 산물이 아니라 모든 경제 · 사회 · 정치제도들이 공유하는 유 · 무형의 유산으로 이해된다. 또한 인간 집단의 생활양식이라고 정의하는 문화의 본래 의미를 가장 폭넓게 담은 것이라 할 수 있다.

인류학적 문화개념은 학습되고 축적된 인간의 경험을 가리킨다. 타일러(E. B. Tylor)는 문화는 지식 · 신앙 · 예술 · 도덕 · 법률 · 관습 등 사회성원으로서 인간이 획득한 모든 능력과 습성을 포함한 복합적인 총체로 보았다. 그리고 크뢰버(A. L. Kroeber)는 문화를 학습되고 전승되는 반작용, 습성, 기법, 관념, 가치의 총합과 그것들에 의하여 유발되는 행위로 보았다. 문화가 사회에서 수행하는 역할을 다음과 같이 정리할 수 있다.

① 문화는 집단성원의 의식주 및 생식과 같은 생리적 욕구의 문제를 해결하게 하고 집단의 존속을 위하여 일련의 행동양식을 제공한다.

② 문화는 환경적 상황에 적응하는데 집단 구성원들의 협동을 확보하기 위한 일련의 규칙을 제공한다. 그리하여 집단을 특정상황에서 하나의 단위로서 행동할 수 있게 한다.

③ 문화는 집단 내부에서 개인을 위해 상호작용의 통로를 제공하고 최소한도의 통일을 보유하고 갈등으로 인한 분열을 방지케한다.

④ 문화는 2차적 욕구를 창조하여 성원들에게 욕구의 충족을 위한 새로운 활동영역을 확장한다.

⑤ 문화는 사회가 필요로 하는 개성을 형성하는데 그 기준으로서 필요한 가치를 계속 공급한다(조명환, 2011, pp.11-14).

이와 같이, 문화란 매우 복잡하고 폭 넓은 개념이라 획일적으로 정의하기는 어려우나, 인간의 행위, 신념, 가치 등 인간의 모든 생활양식(way of life)을 지칭하는 것으로서, 인간에 의해 창조, 습득, 전승되는 모든 것이라고 할 수 있다(김사헌, 2005).

문화의 정의는 어원적 정의, 운명론적 정의, 예술 교양론적 정의, 생활양식론적 정의, 의미체계론적 정의 등 다섯 가지로 살펴볼 수 있다.

표 5-2 문화의 정의

어원적 정의	문화(culture)의 어원인 경작(cultivate)을 기초로 하여 정의한 것으로 '토지를 경작하거나 가축을 행위'를 말한다. 즉 문화를 자연에 사람이 의식적으로 손을 대는 인공적인 행위 및 결과로 접근함
문명론적 정의	봉건제의 해체와 계몽주의적 이성을 바탕으로 한 근대적 시민사회의 출현과정에서 등장한 '문명(civilization)' 개념에 기초한 정의로, '정신적, 심미적 발전의 일반과정'을 말함
예술·교양론적 정의	'지적, 예술적 활동의 산물이나 실천'을 말하며, 미술, 음악, 문학, 연극 등 예술활동에 중심을 둔 고급문화론적 관념으로 이른바 '문화생활'이라는 말과 함께 우리 의식에 깊이 자리 잡고 있는 문화개념임
생활양식론적 정의	'자연환경과 사회적 제도 및 관계 등의 인문환경 속에서 시대와 지역, 집단에 따라 독특하게 형성되는 생활방식'을 의미하며 다양하고 복잡한 일상생활의 측면들이 모두 문화라고 설명될 수 있어 가장 일반적으로 사용되고 있는 정의임
의미체계론적 정의	일상생활의 상징적 차원에 초점을 두는 기호학적 개념으로서 '사회질서가 전달, 재생산, 체험, 탐구되는 공유된 의미화 체계'를 말함

자료 : 유우익, 1998; 한국문화관광연구원(2013a), "문화융합형 관광산업 활성화 방안", pp.11-12 재인용 및 편집

상기와 같은 문화의 개념에 따라 다음과 같은 문화의 특성을 가진다.

① 문화는 사회구성원에 의해 공유되며

② 문화는 배워서 터득하는 학습이며

③ 문화는 지속적으로 추가되며 축적된다.

④ 문화는 상호 긴밀한 관계로 연관된 체계를 이루고 있다.

⑤ 문화는 계속적으로 변화된다.

2. 타문화의 이해

우리가 만일 몇 가지 문화에 속해 있다고 하자. 그렇다면 그 중에서 가장 분명한 문화가 있을 것이다. 그것은 바로 자신의 국가에서 자신이 살면서 습득하고 공유된 것이다. 또한 우리가 종교집단이나 민족집단에 속해 있을 경우 아마도 그 집단만의 독특하고 특유한 언어나 관습을 몇 가지 정도는 가지고 있게 될 것이다. 문화는 행동규범, 기대, 가치관, 태도, 신념, 상징체계 같은 것들을 공유하는 것이다.

다른 문화권의 사람과 편안하게 커뮤니케이션을 이루기 위해서는 문화적 차이를 이해하고 상대방의 문화를 존중할 필요가 있다. 이러한 문화적 차이를 줄여나가게 되면 다른 나라 문화권의 사람들 간의 메시지를 주고받는 이문화간 커뮤니케이션을 훌륭하게 달성할 수 있다.

1) 문화의 동화와 적응

이문화를 이해하는 데는 사람에 따라 이문화 평가가 달라진다. 적극적으로 상대의 문화배경을 알아서 그에 적응하려고 노력하는 사람이 있는가 하면, 그에 부담을 느껴 아예 자기 문화를 중심으로 '자기식 행동'을 하는 사람도 있다. 이런 의미에서 볼 때 다음 네 가지 타입이 존재한다.

(1) 자국 문화 중심 타입

자신들과 다른 습관 가치관과 만날 경우 그 다름을 객관적으로 보려고 하지 않고 거부해 버리는 사람이다. 그래서 '이 나라는 우리나라와 이런 저런 점이 달라 나쁘다'라고 모든 것을 비판적 자세로 보는 타입인데, 이런 사람은 현지의 생활습관에 적응이 어렵고 자신의 자세를 애국심, 국수적으로 합리화한다.

(2) 도피 타입

집단주의 사회에서 자란 한국인이나 일본인에게 많다. 집단사회에서 통례화되고 있는 상하간의 인간관계가 이문화에서는 통용이 안 되며, 특히 개인주의가 철저한 구미

사회에서는 이제까지 익숙한 사고방식이 통하지 않게 되므로 좌절을 느껴 의식적으로 이문화를 기피하는 타입이다. 이런 사람은 대부분 성격이 내향적 · 자폐적이어서 이문화에서는 대단히 적응하기 어려운 존재가 된다.

(3) 영화(동화)타입

자신이나 자국 문화에 열등의식을 갖고 있다. 그렇기 때문에 이문화에서 자신의 이질성을 숨기려고 하는 동시에 가급적 그 문화 속에 안주하려고 하는 사람이다. 이런 타입의 사람은 이문화에서 자기의 이질성에 대해서 콤플렉스를 갖고 있기 때문에 이문화에 동화(同化)함으로써 자기방어를 하려고 한다. 이런 사람은 행동양식, 생활형태 등 모든 것을 그 나라의 사람과 같아지려는 성향을 갖고 있다. 대개 이런 타입의 사람들은 자기문화에 무지한 젊은 층에 많으며, 귀국해서는 '그 나라는 이렇더라'는 식으로 자기가 생활하고 있는 현실의 모든 것을 이문화 중심의 가치판단 기준으로 삼으려고 한다.

(4) 적응 타입

'자국문화 중심타입'과 같이 다른 문화에 대한 거부반응을 보이거나, '도피 타입'의 사람과 같이 소극적이지도 않다. 이들은 '영화 타입'의 사람과 같이 자신의 이질성을 비하하지도 않으며 그렇다고 자신의 아이덴티티(identity)를 잃어버리지도 않는다. 이런 타입의 사람은 보통 사교적이며 다음과 같은 점을 갖고 있다.

① 현지인과 적극적으로 부합하려고 노력하며 자국 문화 중심으로 행동하는 것을 조심한다.
② 외국에서 그 나라 문화에 순응하고, 그들의 관습을 존중한다.
③ 이문화는 그 나름대로 고유성이 있다는 것을 인정하고 사물을 좋고 나쁘다는 식의 우열로 판단하지 않는다.
④ 이문화의 접촉을 통해서 자국문화의 특이성을 재확인해 가면서 행동한다.

이와 같은 적응 타입의 사람들이 이른바 '국제인'으로서 자질을 갖는 사람들이다. 국제사회에서 활동하는 데는 선진지역문화에 '동화'하려는 것은 경계해야 하나, 한편 '적응'하는 데 보다 적극적이어야 한다.

2) 문화충격

문화충격(culture shock)이란 새로운 문화권에 들어갔을 때 예측불허의 상황과 낯선 일들이 너무 많아져 생기는 걱정과 의심의 상태를 말한다. 인간은 자기가 자란 문화와 다른 문화를 만나게 될 때 충격을 체험하게 된다. 이제까지의 사회생활에 적응하면서 익숙해진 수단이 타문화에서 별로 효과가 없기 때문에 심리적인 혼란이 일어나게 된다.

문화충격이란 어릴 때부터 배워온 모든 문화적 틀과 지침들이 더 이상 적용되지 못할 때 경험하게 되는 방향감각과 상실을 의미한다. 문화충격은 기존의 문화와 사회에서 벗어나 새로운 문화권에 들어가는 모든 사람들이 경험한다. 충격의 심각성은 문화 간의 차이정도, 개인의 성품, 새로운 상황에 적응하는 방법들에 따라 달라진다. 또 문화충격은 그 나라 사람들의 생활방식에 따라 새로이 적응해야 하는데서 오는 스트레스이다.

기술의 급속한 발달과 세계화, 개방화의 추세에서 인간은 결코 자유로울 수 없기에 소극적인 의미의 방어와 저항보다는 적극적으로 대처함으로써 이러한 충격의 상황을 극복할 수 있다. 더 나아가 그 충격에서 벗어나는 유일한 길이 활발한 문화교류이다. 그 첫 출발이 바로 다른 문화에 대한 이해에 있다.

국제사회에서 활동하여 성공적인 인간관계를 갖기 위해 상대의 문화적 배경에 입각한 생활양식, 행동규범, 인생관, 가치관을 사전에 이해함으로써 서로 간의 감정적 충격, 인지적 불일치가 일어나지 않도록 하는, 즉 문화충동을 예방하는 것이 국제인의 기본 자질이라 할 수 있다(강인호 외, 2012, pp.27~28).

3) 문화적 역량

다른 문화권의 사람을 이해하고 효과적으로 대화할 수 있는 능력을 문화적 역량(Cultural competence)이라 한다.

Purnell과 Paulanka(2008)는 의료분야에서의 문화적 역량이란 문화적으로 일관성 있고, 받아 들일만한 의료서비스를 환자에게 제공하고자 하는 의지와 능력을 의미한다고 하였다. Purnell은 의료인들이 문화의 개념과 특성을 정확하게 이해하고 배울 수 있는 틀을 제공하기 위해서 Purnall Model을 제안하였다. 이 모델에서는 문화의 하위 차원을 12가지로 분류하였는데, 문화적 역량이 있는 의료인은 타 문화 환자를 대할 때, 다음의 12가지 항목에 대한 충분한 이해에 준하여 서비스를 제공한다는 것이다.

① 국적과 거주지 특성
② 커뮤니케이션 : 언어와 대화방식
③ 가족역할과 조직 : 가구주, 성역할, 가족의 가치, 노인의 역할 등
④ 직장 이슈 : 자율성, 다양성 수용
⑤ 생태학 : 피부색, 질병 특성, 약에 대한 반응차이
⑥ 고위험 행태 : 음주, 흡연 등
⑦ 영양 : 음식관련 관습, 식사습관 등
⑧ 임신과 육아
⑨ 죽음과 관습 : 죽음의 해석, 장례식
⑩ 영성 : 종교, 삶의 의미 등
⑪ 의료서비스 : 의료서비스 이용, 민간요법, 건강 믿음 등
⑫ 의료인 : 전통의학의 위상, 의료인의 위상 등

의료인이 문화적 역량을 의료셋팅에서 제대로 발휘하기 위해서는 어떻게 처신해야 할지에 대한 가이드라인이 필요하다. 다음의 표는 10가지 가이드라인을 제시하고 있다.

표 5-3 다른 문화의 환자에 대한 가이드라인

1. 자신의 개인적 믿음은 타문화 사람들을 통해 되돌아본다.
- 자신의 개인적인 소신과 경험을 재고해 본다.
- 치료에 부정적인 영향을 줄 수 있는 가치, 편견, 생각과 태도는 제거한다.

2. 문화적 관점에서 의사소통의 요소들을 평가한다.
- 환자의 민족적 정체성을 판단한다.
- 환자를 정보원으로 이용한다.
- 환자와의 관계에 영향을 줄 수 있는 문화적인 요인들을 평가하고 적절하게 대처한다.

3. 언급된 요구와 문화적인 배경에 따라 치료를 계획한다.
- 환자의 문화적 관습과 신념에 대해 충분히 알아둔다.
- 건강, 질병, 치료에 대한 그 나라의 문화에 대해서 이야기할 수 있도록 환자를 격려한다.
- 환자의 특이성에 대해서는 주의한다.
- 환자와 당신의 건강과 질병에 대한 개념의 차이를 파악한다.
- 의사소통은 환자의 지적수준에서 이루어져야 한다.
- 간호 행위의 효과를 평가하고 필요시 간호 계획을 변경한다.

4. 문화적인 요구를 충족시킬 수 있도록 의사소통 접근법을 조정한다.
- 환자의 불안, 걱정, 혼란의 증후에 대해 주의 깊게 살핀다.
- 환자의 문화적 성향에 맞게 대한다.
- 다른 사람들과 환자에 대해서 상의하면 특정 문화권의 환자는 불쾌하거나 간호과정을 방해할 수 있다는 것을 숙지하라.

5. 환자와 환자의 요구를 존중하는 것은 치료 관계에서 중요하다는 것을 숙지하라.
- 친절하고 경청하는 자세로 존중한다는 것을 표시한다.
- 환자의 문화에서 어떻게 듣는 것이 의사소통에 도움이 되는지 배운다.
- 적절하게 경청하는 기술을 이용한다.
- 문화적 차이로 인해 생길 수 있는 장애요소를 극복하기 위해 필요한 융통성, 존중, 흥미의 태도를 갖춘다.

6. 위협적이지 않은 말투로 대화한다.
- 서두르지 말고 여유를 가지고 인터뷰한다.
- 사회적, 문화적 예의를 갖춘다.
- 정보 수집 단계에서는 일반적인 질문을 한다.
- 응답자가 환자의 건강과 관련이 없는 정보를 이야기할 때에는 인내심을 갖고 기다린다.
- 환자의 이야기를 진심으로 들어주고, 시간적 여유를 주고, 환자의 이야기에 집중하면서 신뢰감을 형성하도록 한다.

7. 의사소통시 확인하는 기술을 이용한다.
- 환자가 이해를 했는지 환자의 반응에 주의한다.
- 말의 의미가 환자에게 왜곡되지 않고 전달되었다고 가정하지 않는다.

8. 성적인 주제에 관하여 이야기하기를 주저하는 것을 이해하라
  - 어떤 국가에서는 이성간에 성적인 주제에 대하여 자유롭게 이야기하는 것이 자연스럽지 않을 수 있다는 것을 주의한다.

9. 환자가 다른 언어로 이야기할 때에는 특별한 접근법을 사용해야 한다.
  - 환자가 두려움을 완화시키기 위해서 상냥한 목소리와 표정으로 이야기한다.
  - 천천히, 분명하게 말하되, 큰 목소리로 말하지 않는다.
  - 환자의 이해를 돕기 위해 몸짓, 사진을 활용하고, 행동으로 표현한다.
  - 다양한 방법으로 메시지를 반복한다.
  - 환자가 이해할 수 있는 단어를 기억하며 그 단어를 주로 사용한다.
  - 메시지는 간단해야 하고, 자주 반복한다.
  - 환자가 이해하기 힘든 의학용어나 축약어를 사용하지 않는다.
  - 사전을 활용한다.

10. 원활한 의사소통을 위해 통역사를 활용한다.
  - 통역사에게 통역을 부탁한다.
  - 이해했는지 확인하기 위해 피드백을 받는다.
  - 문화적인 이해 능력이 있는 통역사를 활용한다.

자료 : Giger & Davidhizar(2008), Transcultural Nursing, p.35; 한국관광공사(2009), 국제의료서비스 아카데미 운영 · 지원사업-국제진료 코디네이터 교육 교재(프로그램), pp.380-383.

제 3 절 국제문화교류

국제문화교류란 주로 cultural exchange(문화교류), transculturation(문화이식), acculturation(문화접변) 등의 개념들과 함께 이해되고 있다. Rogers(2006)는 문화교류를 "유사한 힘을 가진 문화들 간의 상징, 인공물, 의식, 장르, 기술 등의 상호적 교류"라 정의하였다(한국문화관광연구원, 2013b).

표 5-4 문화교류의 유사개념

문화이식	• Lull(2000)은 '문화적 하이브리드를 생산하는 과정으로, 시간·장소·문맥·문화적 주체들이 서로 영향을 미치고 상호작용하며 문화적 세팅과 형태를 변화시키는 과정' • 어떤 문화에의 외래요소의 도입에 의해 일어나는 문화적 변질현상을 설명하는 개념으로 이해되고 있으며, 한 문화에만 속한 문화요소란 것은 존재하지 않는 것이 기본 개념
문화접변	• 군사적·정치적 지배 관계에 있지 않은 두 문화가 상호교류를 지속할 때 발생하는 문화요소들의 자유로운 차용과 수정(대등한 참가와 쌍방향적 활동) • 우열관계가 있는 두 문화들 사이에서 발생하는 문화요소들의 만남과 수정으로 주체와 수용자의 관계에 따른 선택과 수용의 강요가 발생

국제문화교류의 광의적 개념은 '모든 주체들이 문화 콘텐츠 등을 통해 타 국민과 상호관계를 맺는 활동'이라 정의하였고, 협의적 정의로 '개인차원에서 타 문화이해와 창조적 자극을 얻고, 사회와 국가 차원에서는 문화적 발전을 성취하며, 전 지구적 차원에서는 문화 다양성의 지속과 확산에 기여하는 활동'이라 제시하고 있다(한국문화관광연구원, 2012).

국제문화교류의 개념이 구성하고 있는 내포와 외연의 요소들은 다음 표와 같이 제시할 수 있다.

표 5-5 국제문화교류 개념의 내포와 외연의 요소들

구 분	내 용
사전적 의미 (표준국어대사전)	- 교류 : 문화·사상 따위가 서로 통함 - 문화 : 자연 상태에서 벗어나 일정한 목적 또는 생활 이상을 실현하고자 사회 구성원에 의하여 습득, 공유, 전달되는 행동 양식이나 생활양식의 과정 및 그 과정에서 이룩하여 낸 물질적·정신적 소득을 통틀어 이르는 말 - 국제 : 나라 사이에 관계됨 * '교류 〉 문화 〉 국제'의 순서로 용어의 범위가 점차 제한되는 형용의 구조를 지닌 개념임. 모든 교류 중 문화부문의 교류, 문화부문의 교류 중 국제관계 속에서의 교류로 영역이 분명해지고 있음.
내포	- 국제사회에서 문화적 소통이 이루어지는 행위나 활동 - 문화적 소통의 콘텐츠는 물질, 정신적 소산
외연	- 장르 : 예술, 전통문화, 문화산업, 관광, 체육부문의 교류 - 방식 : 기념행사, 이벤트, 레지던시, 축제, 경연, 기획공연과 전시, 문화예술계 인사의 교류, 문화예술계의 국제세미나 등 * 외연은 '문화'의 내용을 '의식주를 비롯하여 언어, 풍습, 종교, 학문, 예술, 제도 따위를 포함한다'는 포괄적인 사전적 의미를 그대로 적용할 경우, '국제교류'와 동일해지게 됨. 따라서 문화부문에 대한 정책수요와 정책의지를 고려하고 반영해야 함.

자료 : 한국문화관광연구원(2013b), pp.11-13

Check up TEST

핵심연습문제

제5장 문화의 이해

01 미국보건성에서 제안한 문화와 언어적으로 적절한 보건의료서비스(CLAS) 표준으로 제시된 내용과 다른 것은?

① 보건의료 조직은 이중 언어 직원과 통역사 서비스를 포함한 언어 보조 서비스를, 운영시간 동안 때맞춘 방식으로 모든 접촉의 시점에서 영어 구사력이 제한된 각 환자 및 소비자들에게 비용부담 없이 제안 및 제공해야 한다.

② 보건의료 조직은 문화적으로 언어적으로 적절한 서비스에 대하여 조직의 초기 사정 및 과정 사정을 수행해야만 하며, 문화적 언어적 능력-관련 측정을 내부 감사, 수행 증진 프로그램, 환자 만족도 사정 및 결과근거 평가로 통합하여 수행 해야 한다.

③ 보건의료 조직은 CLAS를 수행하는 데 있어 그들의 점진적이고 성공적인 개선방안에 대한 공공의 정보를 불규칙적으로 사용 가능하게 만들도록 하며, 이러한 정보의 사용 가능성에 대한 그들의 지역사회에서 공공의 지침을 제공하도록 해야 한다.

④ 보건의료 조직은 갈등 및 불만 해결과정이 문화적으로 언어적으로 민감하고, 환자 및 소비자에 의한 문화 간 갈등이나 불평을 확인하고 예방하고 해결할 수 있도록 보장해야 한다.

02 문화의 특성에 대해 기술한 것 중 틀린 것은?

① 문화는 지속적으로 추가되며 축적된다.

② 문화는 계속적으로 변화된다.

③ 문화는 선천적으로 내려오는 것이다.

④ 문화는 상호 긴밀한 관계로 연관된 체계를 이루고 있다.

03 이문화를 이해하는 데는 사람에 따라 이문화 평가가 달라진다. 이문화의 네 가지 타입 중 자신들과 다른 습관 · 가치관과 만날 경우 그 다름을 객관적으로 보려고 하지 않고 거부해 버리는 사람은 다음 중 어느 타입에 해당하는가?

① 도피 타입 ② 영화(동화)타입

③ 적응 타입 ④ 자국 문화 중심 타입

04 의료인이 문화적 역량을 의료서비스에서 제대로 발휘하기 위한 가이드라인이 아닌 것 두 가지는?

① 치료를 위해서는 환자의 문화적인 배경은 중요하지 않다.

② 환자와 환자의 요구를 존중하는 것은 치료 관계에서 중요하다는 것을 숙지하라.

③ 정보 수집 단계에서는 사적인 질문도 무관하다.

④ 환자가 다른 언어로 이야기할 때에는 특별한 접근법을 사용해야 한다.

⑤ 응답자가 환자의 건강과 관련이 없는 정보를 이야기할 때에는 인내심을 갖고 기다린다.

05 다른 문화권의 사람을 이해하고 효과적으로 대화할 수 있는 능력을 무엇이라 하는가?

① 문화적 충격 ② 문화적 융합 ③ 문화적 결합 ④ 문화적 역량

06 문화적 역량이 있는 의료인이 타 문화 환자를 대할 때 특히 이해해야 할 점이 아닌 것은?

① 커뮤니케이션
② 국적과 거주지 특성
③ 개인의 성품
④ 죽음과 관습

07 타 문화 환자에 대한 가이드라인에서 틀린 것은?

① 문화적 관점에서 의사소통의 요소들을 평가해라.
② 위협적이지 않은 말투로 대화해라.
③ 환자가 다른 언어로 이야기할 때에는 특별한 접근법을 사용해라.
④ 원활한 의사소통을 위해 의사가 직접 통역해라.

정답

1. ③ 2.③ 3.④ 4. ①, ③ 5.④ 6.③ 7.④

제6장 국가별 문화의 이해

HEALTH CARE & CULTURE

문화와 에티켓은 한 나라의 정체성을 드러내는 가장 중심적인 것이다. 세계화의 시대에 교류가 빈번해짐에 따라 문화 간 지켜야 할 예의범절, 즉 글로벌 에티켓의 중요성이 날로 증대되고 있다. 에티켓은 한 나라의 문화를 드러내는 공동체 유지와 질서의 기본적인 조건이다. 눈에 드러나지 않지만 에티켓은 인간 사이의 질서유지 기능인 사회규범적인 측면도 내재되어 있다. 그러므로 접촉하는 나라의 에티켓에 따라 행동한다는 것은 상대방 문화에 대한 배려와 존중의 마음이 깃들어 있다는 것과 같다. 외국어능력만이 세계화시대에 갖추어야 할 자질이 아니라 문화에 대한 적응능력 또한 성공의 가장 큰 밑거름이 된다는 사실을 직시할 필요가 있다. 따라서 문화권별에 따라 각 나라가 가지는 기본 에티켓을 살펴보기로 한다.

제 1 절 아시아 문화권

1. 일본

1) 일반적 문화

- 일본국민의 중요한 성격 중 하나는 본심을 드러내지 않고 숨길 수 있는 능력이다. 얼굴표정에 진심을 드러내는 것은 천박하다고 생각한다.
- 비판하거나 거절할 때는 직설적으로 하지 말고 우회적으로 해야 한다. 또 상대가

잘 대답할 수 없을 것 같은 질문은 삼간다.

- 매우 수직적인 사회로 예절과 매너가 철저하게 중시된다.
- 일본의 화(和)개념은 공동체 안에서 동일한 목표와 가치관을 가지고 개인은 공동체의 발전과 유지를 위해 협조해야 한다는 일본 특유의 사회관을 가진다.
- 두 사람 이상이 모이면 줄을 서고, 공중도덕을 철저하게 지키면서 다른 사람에게 폐를 끼치지 않는 것을 엄격하게 지킨다.
- 일본인이 절을 하면 이를 잘 보고 일본인이 했던 만큼의 각도로 맞절을 하는 것이 좋다. 그 절의 각도, 깊이가 바로 서로의 관계 정도를 나타내는 것이기 때문이다.
- 절을 하거나 인사를 하기 전에 명함을 건네는 명함문화가 있다. 자주 또는 오랫동안 눈을 마주치는 것은 무례한 일이다.
- 한국에서 잔이 비어야 따라 주도록 되어 있는 습관은 일본에서 반대이다. 잔이 조금만 비어도 계속 따라 주며 마시라고 권하는 습관이 있으며, 일본인은 술을 따를 때 지위고하와 나이를 불문하고 한 손으로 따른다.
- 집에 초대되었을 때 신발은 바깥쪽으로 가지런히 놓고 들어간다.
- 밥그릇을 왼손으로 들고 젓가락을 사용하여 먹는다.
- 일처리가 계획에 의해 움직이며, 세심하고 주도면밀하다.
- 아무리 높은 분에게라도 꼭 한손으로 따르는 것에 익숙해져야 한다. 술은 손위가 손아래에게 먼저 따라 권한다.

2) 비즈니스 문화

- 일본인들은 의사결정을 할 때 많은 사람들이 참여해 다양한 의견을 수렴하므로 의사결정을 하는 데 시간이 많이 걸린다. 그러나 일단 결정되면 무서울 만큼 빠르게 추진한다. 일본인들은 겉으로는 표현을 안 해도 우리나라에 대해 자세히 알고 있다는 점을 유의해야 한다.
- 직급에 민감하므로 직급에 맞는 대우와 체면을 지켜 주어야 한다. 상사 앞에서 아래 직원을 너무 칭찬하거나 깎아내리면 곤란하다.

- 인맥으로 움직이는 경향이 짙으므로 사람을 많이 사귀고 좋은 인상을 남기는 것이 중요하다. 선물을 많이 준비하고 저녁에 초대를 받으면 잘 어울리는 것이 중요하다. 전문가적인 상담 자체가 필요하다.
- 일 처리에 있어 주도면밀하고 계획성이 있으며 사소하고 하찮은 일에도 최선을 다하는 성격을 지니고 있으므로 대강 해 보자는 사고방식은 금물이다.
- 신용거래이므로 오랜 교제와 거래가 없으면 상거래가 이루어지지 않는다.
- 상담 시에 'Yes'나 'No'를 분명하게 표명하지 않는다. 예를 들어 '최선을 다해 보겠다.' '노력해 보겠다.'라는 말을 많이 쓰는데 상대방의 의중이 'Yes'인지 'No'인지를 정확히 해 두어야 한다.
- 일본인은 소개자의 뜻을 따라야 한다는 의무감 같은 것을 갖고 있기 때문에 협상 상대자보다 하위자에게서 소개를 받으면 소개의 의미가 없다.
- Mr, Mrs를 의미하는 '상'을 이름 끝에 붙인다. 그러나 직책 뒤에는 '상'을 붙이지 않는다.

2. 중국

1) 일반적 문화

- 지역에 따라 중국인의 기질이 다르다.
- 중국인은 고개를 숙여 인사하며, 악수가 일반적이며 악수가 일반적이지만 중국인이 먼저 손을 내밀 때까지 기다려야 한다.
- 지위와 직함에 민감하므로 성에 공식적인 직함을 붙인다.
- 중국에서는 시간약속에 늦으면 안 되며, 약속을 취소하는 것은 상대방에 대한 결례이다.
- 정치나 타이완에 대한 대화주제를 피한다.
- 관계문화(꽌시)가 매우 중요하다. 신뢰를 바탕으로 인간관계를 지속해야 한다.

- 체면을 중시하므로 상대방 체면에 손상이 가지 않도록 한다.

2) 비즈니스 문화

- 중국과의 무역에는 많은 인내가 필요하다. 관료의 개입을 항상 염두에 두어야한다. 장기적인 안목을 갖고 접근해야 성공한다. 대만에 대한 언급이나 정치사상에 대한 대화는 피하는 것이 좋다.
- 기대하는 것도 많고 질문도 많아 회사에 대한 철저한 지식과 경쟁사에 대한 정보도 함께 준비해야 한다. 단독 출장보다는 전문가와 함께 가는 것이 유리하다. 명함은 한자 및 영문으로 된 것을 준비한다.
- 모든 상거래는 상당한 기간의 신뢰관계와 우의를 바탕으로 성사를 시킨다는 자세를 견지해야 한다. 사람과의 인간적인 관계가 아주 중요시된다.
- 중국인은 의심이 많다. 따라서 남의 말을 좀처럼 믿지 않지만, 대신 거래에서 신용을 중시하고, 일단 신뢰관계가 형성되고 난 후에는 쉽게 그 관계를 끊지 않는 특성이 있다. 따라서 같은 사람이 정기적으로 접촉하여 친숙감을 형성해야 한다. 중국 사람들은 상담에 들어가기 전에 실용주의적인 논리적 근거에 입각해 앞으로의 모든 거래를 위한 가이드라인을 마련, 후일 제휴 상대방이 원칙을 준수하지 않는다고 추궁할 수 있는 하나의 방편을 확보한다.
- 중국인들이 누리는 또 하나의 심리적인 이점은 손님을 맞아들인 주인이라는 입장에 있다. 주인 된 입장에서 중국인들은 상담의 페이스를 마음대로 정할 수 있는 이점을 누린다. 그들의 토의될 안건을 정하고는 상대방으로 하여금 먼저 이야기 하게 한다. 이렇게 되면 손님들이 그들의 카드를 먼저 보여주지 않을 수 없는 처지가 되어 그들이 제의하는 바가 추후의 모든 타협에 기점이 된다.
- 새해에는 비즈니스 여행을 계획하지 않는다. 이때에는 축제기간을 전후로 일주일간 모든 비즈니스를 멈춘다.
- 중국인들은 상담이 계속되기 위해서는 손님 쪽에서 타협해 올 것을 기대하며 그러한 타협이 이루어지고 나면 그들은 쉽사리 추가적인 양보를 요구하는 입장이 된다.

- 상담이 진행되는 동안 중국 사람들은 소극적인 것처럼 보이며, 그들은 단지 정보를 캐내려고만 할 뿐 관심을 겉으로 표출하지 않는다. 때로는 어떤 구체적인 세부사항에 집착하고 있는 것으로 보인다. 그러나 실제로는 그들이 그 문제를 그다지 중요하게 생각하고 있지 않을 수도 있다는 점을 명심해야 한다. 그것이 하나의 지연작전일 수도 있는 것이다.
- 중국인들은 각 당사자가 그에게 돌아갈 혜택이 무엇인가를 파악하게 되는 시점에서 계약이 체결되는 것으로 생각한다. 계약은 공동 노력을 위해 당사자들을 묶어 놓는 것이며, 그와 같이 노력하는 과정에서 각 당사자가 서로 상대방에게 계속적으로 요구를 제시할 수 있는 것으로 보는 것이다.
- 전통적으로 가족이나 집단이 사회의 주요 구성단위로 취급되었으며, 실제로 상거래를 포함한 사회 활동상에서 가족이 결합한 소집단이 중요한 역할을 수행한다.
- 사업 거래를 할 때 초면인 경우 지면 관계가 있는 사람으로부터 소개를 받거나 사전에 충분히 연락을 해 두는 것이 중요하다.
- 체면을 몹시 중시한다. 그래서 양측 간 이견 발생 시는 중국 측의 체면이 손상되지 않도록 거래 진행을 하여야 한다.
- 돈과 이익에 대해 철저한 실리주의의 바탕을 갖고 있어 무리한 요구나 양보를 서슴없이 말하고 나서 상대의 의중을 떠본다.
- 선물은 공식석상에서 주는 것이 좋으며 비밀리에 주게 되면 뇌물로 이해될 수 있다.
- 중국인들은 지위와 직함에 매우 민감하므로 공식적인 직함을 사용한다.

3. 태국

- 태국의 국왕은 국민의 존경을 절대적으로 받는다. 그러므로 국왕의 사진이나 초상화에 손가락질을 하거나 훼손하면 안 된다.
- 소승불교의 나라여서 승려는 국민으로부터 최고의 존중과 존경을 받는다.
- 여성은 승려와 신체적 접촉을 하면 안 된다.

- 자신의 감정을 그대로 드러내는 것은 교양 없는 행동이라 여긴다.
- 발로 사람이나 사물을 가리켜서도 안 된다.
- 상대방의 머리를 쓰다듬는 행위는 매우 무례한 행위이다.
- 필요 이상으로 상대방을 오래 쳐다보면 싸움을 거는 것으로 간주한다.
- 타인에게 물건을 건네줄 때 왼손을 사용하지 않는다.

4. 필리핀

- 필리핀은 기독교의 나라이나 원시종교의 샤머니즘적 요소가 있다.
- 온순하고 내성적이다.
- 소리를 지르는 것은 상대방에게 매우 모욕적인 행동이다.
- 스페인과 미국의 식민지였기 때문에 외국문화와 외국사고방식, 개인주의가 이들의 생활에 깊숙이 남아 있다.
- '부끄러움'을 뜻하는 히야(hiya)가 부족하면 체면을 잃는 것과 같다. 그러므로 자신의 감정을 그대로 드러내거나 부정적인 모습을 가진다면 염치없는 사람이라 취급하며 멀리한다.

5. 베트남

- 유교문화의 영향으로 조상숭배를 정성스럽게 하는 국민성을 갖는다.
- 베트남 가정이나 상점의 한쪽에는 조상을 모신 반 '터따이'라는 제단이 있다. 잠깐 목례를 하면서 예를 표하면 좋아한다.
- 베트남인은 성실하고 근면하다. 또한 역사적으로 외세를 물리친 자국에 대한 자부심이 강하다.
- 3과 5라는 숫자를 싫어해 이사 개업식 등 중요한 행사를 하지 않는다.
- 베트남전쟁에 대해 이야기를 하지 않는다.

- 친근하고 정이 많으나 지나치게 체면을 중시한다.
- 사회주의 영향으로 평등의식이 강하며, 고위관리를 권위의식이 없다.
- 남부와 북부의 지역감정이 심하므로 그에 대한 화제는 피한다.
- 돈에 집착하며, 가족 및 촌락 내부의 사람들 사이에 강한 결속력이 있다.
- 자신이 먹던 젓가락으로 음식을 집어서 상대방의 밥그릇에 얹어주는 것은 상대방에 대한 친절의 표시이다.

6. 인도

- 일반적인 인도인의 인사는 나마스떼(namaste) 또는 나마스까르(namaskar)라고 말하면서 고개를 숙인다.
- 부모나 스승 등에 하는 최고의 인사법은 오른손으로 상대방의 발등을 만진 후 그 손가락을 자신의 이마에 갖다 대는 것이다. '나는 당신의 발에 묻은 먼지도 감당하기 힘들다'는 뜻이다.
- 인사하면서 신체적인 접촉을 하지 않고, 악수가 보편화되어 있지만 이성끼리는 합장을 한다.
- 음주 · 도박 · 마약 · 싸움을 부정하게 여긴다.
- 찢어진 지폐나 찢어진 흔적이 있는 돈의 통용은 허용하지 않는다.
- 똥 · 오줌 · 침 · 땀 · 손발톱 등 몸에서 나온 것을 오염원으로 생각하므로 주의해야 한다.
- 물은 컵에 입술을 대지 않고 마신다.
- 음식을 먹을 때는 개인 그릇을 사용하고, 큰 접시에 준비된 음식에는 공동의 스푼을 사용한다.
- 왼손은 부정한 방향의 오염된 손으로 인식한다. 화장실에서 왼손을 사용한다.
- 인도사람들은 초면에도 상대방의 가족사항을 자세하게 묻는다. 좋은 관계를 위한 관심의 표현이므로 받아들여야 한다.

7. 인도네시아

- 인도네시아는 이슬람문화의 관습에 따른 일상생활을 한다. 중동의 이슬람문화권과 같으므로 이슬람문화를 이해하고 사람을 사귀어야 한다. 특히 왼손 사용에 주의해야 한다.
- 인도네시아에는 다양한 민족과 다양한 언어가 공존한다.
- 일부다처제 관습이 있다. 인도네시아인들과 대화할 때 이 주제를 피한다.
- 매우 친근하고 정중하며 외국인에게 호기심을 갖고 친절하다.
- 악수가 일반화된 인사이며, 명함을 주고받는 문화가 있다.

제 2 절 유럽 문화권

1. 영국

1) 일반적 문화

- 영국인들은 천성이 온화하여 격렬한 언쟁을 싫어한다. 노년층의 일부가 완고한 편이나 젊은 세대들은 사회적 금기와 관습에 얽매이지 않는다. 다른 유럽 사람들과는 달리 오랜만에 만나거나 처음 소개받을 때 외에는 악수하는 것을 좋아하지 않는다.
- 악수는 가볍게 하며, 여성이 손을 내밀 때만 악수를 나눈다. 영국에서는 초면에 'Please to meet you(만나서 반갑습니다)' 보다는 'How do you do(처음 뵙겠습니다)'가 적절하다.
- 각각의 민족들이 구별되어 불리기를 좋아한다. 잉글랜드인들은 다른 민족에 비해 매우 형식적이며, 무엇을 먹거나 거절할 때 'Excuse me(잠깐만)'이라고 말해야 정중하다고 여긴다.
- 복장과 사회적, 상업적 관습 면에서 특히 보수적이며, 사업문제에 있어 억제된 표현을 쓰는 경향이 있고, 직함과 명예를 매우 중요시 여긴다. 때문에 정식으로 소개 받기 전까지는 쌀쌀맞아 보일 수도 있다.
- 영국에서는 시간을 정확히 지키는 것이 오히려 예의에 어긋난다고 관습적으로 받아들여지고 있다. 다소 오해의 소지가 있는 이 말이 의미하는 바는 정확한 약속 시간에서 약 10~20분 정도 여유를 두고 도착하는 게 오히려 일반적이라는 뜻이다.
- 자신을 Mr. ○○○ 식으로 소개하는 것은 금물이다. 대신 성이나 아니면 이름 전체를 말하면 된다. 여성의 경우에는 이와는 반대로 성 앞에 Mrs./Ms. 를 붙이는 게 바람직하다.

- 지나친 신체적 접촉이나 거친 동작은 영국인들에게 혐오감을 불러일으키므로 삼가야 한다. 악수는 대개 처음 소개할 때만 하고 그 후에는 그냥 인사말로 대신하는 경우가 많다. 그러나 젊은 세대 가운데는 악수로 인사하는 경우가 더 많아지고 있다. 어깨를 두드리거나 볼에 입을 맞추는 것은 절대 삼가야 한다.

2) 비즈니스 문화

- 영국인들이 거래 파트너를 평가함에 있어 기준으로 삼는 것은 신용이다. 구두상의 언질이라도 당사자 간에 이루어진 합의는 반드시 지켜야 한다. 또한 상담 중에 합의된 내용은 출장 후 귀국해서도 편지나 텔렉스로 확인해 두는 것이 바람직하다.
- 상담 전에는 바이어에게 편지 또는 텔렉스를 통해 약속을 정하고, 사전 약속 시에 상담의 주요 내용을 소개해 두는 것이 좋다. 영국 비즈니스맨들은 외부인사에 대해 친절한 것이 특징으로 이에 상응하는 자세가 세일즈맨들에게 요구되고 있다.
- 지방마다 문화의 색채가 달라 비즈니스에도 이런 특성이 반영된다. 아직도 구시대의 사회계층 구조가 존재한다.
- 상담 분위기는 매우 딱딱하게 진행하는 편이다. 실용적이고 현실적인 면에 상담의 초점을 맞춘다.
- 감정을 너무 드러내 보이면 안 된다. 미국과 비교하지 말아야 한다. 서두르거나 합의를 강요하는 듯한 태도 대신 유머를 살린다. 선물은 잘못 주면 뇌물로 오해하므로 조심해야 한다.
- 상거래 활동(추진과정)은 대륙보다 그 속도가 느리다고들 말한다. 진행이 느린 대신 확실하고 장기적인 관계구축으로 이어지는 사례가 많으므로 영국기업들과의 상거래에는 여유와 끈기가 필요하다.
- 영국 측 면담자의 질문에 관심을 가지고 귀 기울이되, 인사가 끝난 후 곧장 팔고자 하는 상품이나 업무에 관한 대화는 금물이다.

• 영국에서 업무상 친분이 있는 사람에게 크리스마스 날 선물을 보내는 것은 일반적인 관행이 아니다. 많은 영국 기업들, 특히 대기업과 소매상들은 와인이나 위스키 같은 작은 선물일지라도 엄격히 금지하고 있다. 공직사회에서도 마찬가지이다. 또한 값비싼 레스토랑이나 음악회, 오페라 등과 같은 행사에 초대하는 것도 신중을 기하는 게 좋다.

2. 프랑스

1) 일반적 문화

• 근면하고 절약하는 습관이 생활화되어 있다.
• 프랑스인은 개성과 인격을 존중한다.
• 프라이버시가 침해되는 것에 매우 민감한 반응을 보인다.
• 봉주르(Bonjour : 안녕하세요)나 메르시(Merci : 감사합니다)를 항상 습관적으로 사용하며, 본의 아니게 타인에게 폐를 끼쳤을 경우에나 부딪칠 때 빠르동(Pardon : 미안합니다)을 하면서 상대방에게 양해를 구한다.
• 아파트 · 마트 등 만나는 사람마다 항상 상냥한 인사를 한다.
• 신상문제 가정사 등 남의 집안일이나 개인의 사생활에 대해서는 묻지 않는다.
• 정치 · 금전에 관한 화제는 피하고, 문화나 여행 · 스포츠에 대해 대화하는 것을 좋아한다.
• 사전에 꼭 약속을 하고 회사나 집을 방문한다.
• 만날 때 악수나 비쥬(bisous)라는 인사를 한다.
• 대화할 때 제스처나 흥분된 목소리로 대화하는 경우가 있으나 화내는 것이 아니라 대화가 진지하거나 열중하였다는 의미이다.

2) 비즈니스 문화

- 프랑스 바이어들과 순조로운 상담을 하기 위해서는 사전에 모든 것을 준비하는 습관과 앞뒤가 맞는 태도로 임하는 것이 중요하다. 상황에 따라 요령있게 혹은 임기응변으로 대처하는 것을 융통성 있다고 생각하기보다는 기회를 이용하는 사람들로 신용을 안 하는 경향이 더 많다.
- 제품 선택 시에도 제품의 독창성과 창의성이 중요시되며, 소량 다품종의 시장특성도 보이고 있다. 그러나 일단 신용관계가 형성되면 쉽게 거래처를 바꾸지 않는 보수 성향을 가지고 있다.
- 프랑스는 매우 관료적이므로 복잡한 서류작업과 행정절차를 각오해야 한다. 최근 들어 프랑스어 사용의 의무화와 외국어 사용 규제를 법제화하여 프랑스어의 필요성이 높아졌다.
- 의사결정 시간이 길기 때문에 침착하게 기다린다. 이성적이고 논리적인 상담을 좋아한다. 구두계약을 믿어도 될 정도로 합의를 중시한다.
- 프랑스인들은 격식을 차리고 겸양하는 태도로 유명하다. 비즈니스 처리에서 허물없는 태도는 그들에게 이상하게 보일 수도 있다.
- 프랑스인이 고조된 목소리와 흥분된 제스처를 사용하는 것을 화내는 것으로 오해해서는 안 된다. 단지 주제에 대한 대단한 흥미가 있다는 것을 뜻하는 경우가 많기 때문이다.
- 비즈니스를 할 때 가능한 한 바캉스기간(7~8월)은 피한다.
- 처음 만난 사이라도 허물없이 대하는 국민성을 가지고 있으나, 이성적이고 논리적이며, 구두계약을 중시한다.

3. 이탈리아

- 낙천적이고 수다스러우며, 외향적이고 친근한 국민성을 가지고 있다.
- 제스처가 많고 감정적이며 사과할 줄 모른다.

- 지역주의가 심하여 지역 외 사람들에게는 배타적이며 개인주의 성향이 강하다.
- 자유분방하고 유연한 사고를 가지고 있으나 합리적이지는 않다.
- 인간관계가 중시되어 공적 업무에 사적 관계가 개입된다.
- 질서를 잘 지키지 않고 양보할 줄 모른다.

4. 스페인

- 자유스럽고 원만한 인간관계에 따라 개인의 친분이 중시된다.
- 과시하는 것을 좋아하여 소비경향이 높다.
- 시간개념이 없으나 비즈니스에는 철저하다.
- 낙천적이고 기다림의 문화에 익숙하다.
- 자존심이 강하며 열정적이다.
- 신앙심이 깊고 금욕적인 가톨릭사회이다.
- 가족중심의 모계사회이다.
- 삶을 즐기며 축제문화가 발달하였다.

5. 체코

- 체코의 프라하는 서유럽과 동유럽을 잇는 주요 교역지역이었으며, 유럽의 정치 · 사회 · 경제 · 문화의 중심지였다. 자국에 대해 자부심을 가진다.
- 주변 강국들로부터의 지속된 침략에 대응하고 생활하여 왔기에 현실에 대한 적응력이 뛰어나고 상황판단이 빠르다.
- 독일을 싫어하며, 독일에 관련된 것이면 무엇이든 혐오감을 가진다.
- 예술을 사랑하고 낙천적인 국민이지만, 오랜 외세의 지배로 냉정하고 신중한 국민성을 함께 가진다.
- 실용적인 성향과 근면 · 절약하는 국민성으로 동유럽 최고의 경제성장을 이루었다.

- 체코를 알기 전에 체코맥주를 알아야 한다. 맥주소비량이 세계 최고이다.
- 가정에 초대를 받았을 때는 안주인을 위해 꽃다발이나 초콜릿을 준비하는 것이 좋다.
- 타인에 대해 기본적인 예의를 잘 지키는 나라여서 남에게 불쾌감이나 폐를 끼치지 않는 민족이다.
- 버스 · 지하철 등 대중교통 이용 시 붐비더라도 임산부나 노약자석에는 해당되지 않으면 앉지 않는다.
- 체코는 전통적인 공업국가로서 오랜 제조업의 역사를 가지고 있으며, 오늘날에도 서유럽의 많은 공장들이 체코인의 높은 교육열과 생산효율성으로 체코로 몰리고 있다.

6. 핀란드

- 건실한 국민성과 신념 및 애국심이 강하다.
- 사우나(sauna)를 좋아한다. 대부분의 아파트 · 호텔 · 공공시설에는 사우나시설이 있고, 가정집에도 사우나를 갖추고 있는 집이 많다. 핀란드에서 자기집 사우나에 초대하는 것은 최고의 대우이다. 가족 · 손님 모두가 함께 사우나를 즐긴다.
- 약 7만개나 되는 호수가 많은 나라여서 생선요리가 많고 유명하다.
- 5월 중순부터 7월 말까지 약 70일간 백야가 지속되며, 가장 더운 시기이므로 대부분의 사람들이 휴가를 떠난다.
- 상거래시 정확성 및 신용을 중시한다.

7. 러시아

- 한동안 종교 활동이 금지되었던 기간이 있었으나 러시아의 중심종교는 신앙체험 중심의 러시아정교이다.
- 자신의 이익에 결부되는 것에는 열중하나, 이익이 되지 않는 일에는 어떤 일이라

도 거부하는 경향이 강하다.

- 사회주의체제의 영향으로 러시아 공무원은 일처리가 빠르지 않다.
- 사람들은 개방적이지 못해 쉽게 친해지지 않으므로 오랜 시간과 경험이 필요하다. 그러나 관계가 이루어지면 끈끈한 정을 과시한다.
- 러시아인은 소개를 간단하게 하며, 형식에 얽매이지 않는다.
- 대개 악수를 하나, 친해지면 큰 포옹을 한다.
- 러시아의 경제적 빈곤이나 사회주의 정치 · 종교 등에 대해 비난은 하지 않는 것이 좋다.
- 국영무역의 관습이 남아 있어 인맥형성을 중시하며, 반드시 계약서만 믿어야 한다.
- 명분과 형식을 중시하므로 비즈니스 상담 시 에는 반드시 정장차림을 해야 한다.

8. 루마니아

- 루마니아는 동유럽에 속하지만 고대 로마의 라틴문화를 이어 받은 라틴민족국가이다.
- 낙천적이며 친절하고 부지런하다.
- 조그만 친절에도 감사하다는 인사말을 자주 하며, 상대방을 배려하는 민족적 특성을 갖는다.
- 부딪치거나 본의 아니게 사람을 밀쳤을 때는 반드시 미안하다는 말을 건네야 한다. 이는 루마니아에서 크게 무례한 행위이다.
- 남자끼리는 악수를 주로 하며, 여자에게는 서유럽인들처럼 비쥬를 한다.
- 여성에게 인사할 때 손을 내밀면 손을 잡고 가볍게 흔들고 허리를 굽혀 손에 키스한다.
- 크리스마스 · 부활절에는 가까운 사람끼리 선물을 하는 것이 관례이다.

9. 폴란드

- 애국심이 강하며, 정열적이다. 민족적 자존심을 건드리지 않아야 한다.

- 교황을 배출한 나라이기 때문에 가톨릭에 대한 영향력이 강한 나라이다. 가톨릭에 대한 농담은 금물이다.
- 강대국으로부터 지배를 받은 역사가 있기에 약자에게 관대하다.
- 자기주장이 옳다고 판단하면 굽힐 줄 모르며 타협하지 않는다.
- 음악을 사랑하는 민족이며, 왈츠를 즐긴다.
- 예절과 격식을 중시하며, 자존심과 명예에 강한 집착을 가진다. 따라서 당연히 상대방의 명예를 존중하며, 자존심을 훼손하지 않는다.
- 비현실적이며 지나치게 낭만적인 모습도 있다.
- 일반적으로 선물로 빨간 장미는 하지 않는다. 빨간 장미는 연인 사이에 주고받는다.
- 성인 남성에게는 '판'(Pan : -씨, 선생님), 여성에게는 '파니'(Pani : 아가씨, 부인) 라는 호칭을 성이나 이름 앞에 붙여서 부른다.

10. 헝가리

- 지리적 조건 때문에 아시아와 유럽의 연결고리라는 자부심을 갖는다.
- 타인에게 매우 호의적이며, 행동은 다소 소극적이고 수동적인 편이나 다혈질적인 면도 보인다.
- 문화수준은 국민소득에 비해 매우 높은 편이다.
- 음악에 대한 관심이 높아 콘서트 등 음악공연 관람이 생활화되어있다.
- 처음만난 사이에는 악수를 하며, 가까운 사이에는 비쥬를 한다.
- 가정을 방문할 때 빈손으로 가지 않는다.
- 술잔을 들고 건배를 할 때 맥주잔으로는 하지 않는다. 오스트리아가 헝가리제국으로 결정되던 날 오스트리아 군인들이 맥주잔을 들고 축배를 들었기 때문이다.
- 헝가리 문화는 아시아 문화와 유사하다. 성을 먼저 쓰고, 이름을 나중에 쓰며, 연월일도 한국과 같은 순으로 쓴다.
- 책임감이 강하며, 입에서 꺼낸 말을 지키려 노력한다.
- 염세적이며 비관적인 성향이 다른 동구권 민족보다 심하다.

- 술이건, 놀이문화건, 정치적 논쟁이건, 바람을 피우건 모든 일에 열정적이다.
- 무슨 일이든 빨리 관심을 갖고 빨리 식는 냄비근성이 있다.
- 상대방에게 호의를 베풀면서 자신도 대접받고 싶어 한다.

제 3 절 아메리카 문화권

1. 미국

1) 일반적 문화

- 종교의 자유와 개인적 부를 찾아 정착한 기회의 땅이기에 부의 축적을 정당시하며, 철저한 개인주의 사회이다.
- 개인은 가정에서나 직장에서 종속된 관계가 아니라 수평적인 존재이며 수평적 사회구조를 갖는다. 그러므로 어릴 때부터 타인으로부터 간섭이나 침해를 받지 않는 독립적인 개체로 키워진다. 그러므로 개인의 프라이버시는 반드시 존중되어야 한다.
- 대화중에 제3자나 특정인을 비난하지 않는다.
- 개인공간을 중시하는 사회이기 때문에 직장이나 공공장소 · 레스토랑 등에서 다른 사람들과 적정한 거리를 유지해야 한다.
- 친해지면 성(姓)이 아닌 이름을 부르고 친근함을 표시하며, 격식을 따지지 않는다.
- 시간을 철저하게 엄수하며, 약속과 사전약속(최소한 1주일 전)을 중시한다.
- 개인의 가족생활은 삶의 중심이기 때문에 주말이나 휴가철 약속은 피한다.
- 자신을 소개할 때 자신의 직책을 일반적으로 소개하지 않는다.
- 비즈니스의 목적이 아닌 경우에는 명함을 교환하지 않는다. 필요시 정중하게 요청한다.
- 처음 만났을 때에는 정치나 종교 등의 화제를 피하고 가벼운 주제를 가지고 대화한다.
- 악수를 할 경우에는 눈을 정면으로 응시(Eye Contact)하는 것과 굳건히 손을 잡는 것(Firm Grip)이 매우 중요하다. Eye Contact는 정직성을, Firm Grip은 자신감 및 신뢰감을 연상시킨다.

2) 비즈니스 문화

- 미국은 사전약속이 필수적이며, 최소한 1주일 전에 약속해야 한다. 가능하면 금요일이나 기타 휴일은 피하는 것이 좋다. 그리고 일단 약속이 되어 있더라도 하루 전에 확인을 해 보고 바이어의 기분 상태, 회사 분위기, 타거래 선과의 약속 등도 함께 점검해 두는 것이 필요하다.
- 대화는 가벼운 이야기부터 시작하는 것이 좋으며, 바이어의 이름 중 유명인사와 결부시켜 조크를 던지는 것도 한 방법이다.
- 미국은 상담자의 권한이 막강하여 모든 상담이 담당자 선에서 끝나는 경우가 대부분이다. 바이어도 통상공급자와 얘기할 경우 직책에 상관없이 누가 결정권이 있나 알아보고 결정권이 있는 상대하고만 이야기하려 하므로, 상담 시 본인의 입장을 분명히 밝혀야 한다. 공과 사를 철저히 구분하므로 어설픈 감정이나 과거 인연을 들추는 것은 피하여야 한다.
- 미국인들과의 대화에서 이기기 위해서는 Ping-Pong과 같은 적극적인 대화방식이 필요하다.
- 초면인 경우에는 개인적인 프라이버시에 관련되는 질문을 삼가는 것이 좋다.
- 미국 사회는 개인의 실적이 절대적으로 평가되므로, 상담 시 바이어에게 본건이 바이어 자신의 실적을 올릴 수 있는 건이라는 점을 강조하면 설득하기 쉽다.

2. 캐나다

1) 일반적 문화

- 캐나다는 영국과 프랑스의 문화유산을 계승하는 과정에서 각 민족의 고유문화를 적극 보호하고 장려하며, 국가 내에서 민족의 조화를 이루어 나가고자 하는 나라이다.
- 캐나다인은 미국인만큼 애국적이지는 않지만, 자국에 대한 사랑은 강하다.

- 영국인과 미국인 중간 정도의 기질이기 때문에 약간 보수적이면서도 형식적이지 않다.
- 시간에 대한 개념이 철저하다. 주말이나 휴가철에는 약속을 하지 않는 것이 예의이다.
- 캐나다에서는 성차별을 없애고 남녀평등 사상을 존중하는 것이 사회적인 분위기로 되어 있어, 비즈니스 여성들은 사업을 하는 데 있어서 언제나 동등한 대우를 요구한다.
- 식사 중의 화제는 요리의 맛, 부동산 가격의 등락(특히 벤쿠버지역 캐나다인들의 저녁식사 중 대화에서 가장 높은 주제 중 하나), 가족의 안부, 여행경험 등 아주 가벼운 것이 좋다.

2) 비즈니스 문화

- 미국과 비슷한 면이 많다. 문화적으로 유럽, 특히 영국과 프랑스의 영향을 많이 받아 구대륙 기질이 있다. 퀘백주에는 영국계와 프랑스계의 마찰이 있다. 미국에 대한 열등감이 있어 미국과 비교하는 말이나 주제를 피하는 것이 좋다. 캐나다는 미국만큼이나 중요한 국가이며, 세계 주요 교역국이라는 점을 언급하면 상담에 크게 도움이 된다.
- 상담을 하면서 흔히 벌어질 수 있는 일도 상담 전 바이어가 '영어를 잘하는가?' 라고 물었을 때 실제로는 할 줄 알면서 '잘 못한다.'로 겸손을 발휘했다면 상대방은 속으로 '영어도 할 줄 모르면서 무슨 상담'이라고 하며 무시를 해 버릴지도 모른다.
- 캐나다인들은 대체로 기쁜 일에는 감정 표현이 강하며 슬픈 일에는 자제하려고 하는 의식이 강한 편이다. 즉, 인간사의 즐거운 면은 극대화하고, 비극적인 면은 축소하려는 의식이 있다.
- 우리가 흔히 하기 쉬운 실수의 하나로 동양인 특유의 경직된 표정으로 바이어를 대하였을 때 '무슨 화나는 일이 있는가?'등의 질문을 받을 수 있다.

- 캐나다인들은 비즈니스 대화에 있어서 간접적으로 이야기하기보다는 직설적이며 솔직하다. 많은 대화에서 그들은 장황한 설명보다는 단도직입적이고도 짧은 'Yes' 또는 'No'가 최상의 대답이라고 여기면 좋다.
- 많은 캐나다인들은 유머를 즐기며, 유머는 밝은 생활을 위한 촉진제로 대인관계에 있어서 필수적이다.
- 위와 같은 사무적인 경우가 아닌 일반적인 대인관계나 이해관계에 있어서는 단도직입적인 표현을 자제하는 편이다. 친구로부터 다음 주말에 골프를 치자고 할 경우 거절은 역시 우리와 같이 간접적으로 말하기도 한다.

3. 멕시코

- 아즈텍문명의 중심지인 멕시코는 인디오문화와 스페인문화가 융합된 메스키조문화이다.
- 중소도시나 시골에 사는 인디오들은 순수하고 정이 많지만 멕시코시티에 사는 사람들은 실용적이면서 타산적이어서 금전문제에 민감하다.
- 미국과의 역사와 국경을 접하고 있기 때문에 미국과 비교하는 것을 싫어한다.
- 인사로는 악수를 하며, 여성이 손을 내밀지 않으면 악수를 하지 않는다.
- 비즈니스나 일상생활 부탁에 즉시 거절하는 것은 무례하다고 오해받을 수 있다.
- 손을 주머니에 넣는 것은 무례한 행동이다.
- 약속을 잘 지키지 않고, 약속시간에도 늦는 경우가 많아 인내심을 갖고 기다리며, 늦게 왔을지라도 화를 내면 안 된다.
- 멕시코인들이 잘못을 인정한다는 것은 수치이기 때문에 잘못을 하더라도 심하게 따지거나 추궁하지 않아야 한다.

4. 브라질

- 약 55%의 백인과 38%의 혼혈로 이루어진 유순하고 개방적이며 친절한 민족이지만 화가 극단적으로 났을 때에는 다혈질 성격으로 총기 사용을 하기도 한다.
- 거대한 영토처럼 느긋하고, '내일은 어떻게든 되겠지'라는 사고를 가진 낙천적 국민성을 가졌다.
- 국민의 92%가 가톨릭신자이나 경건하고 투철한 신앙심은 가지고 있지 않다.
- 레스토랑에서 몇 시간동안 식사하면서 이야기하기를 좋아 한다.
- 자리에 따라 최고의 예절을 갖추나, 친해지면 격식이 없고 편하게 대화한다.
- 비즈니스 시에는 반드시 2~3일 전에 전화로 약속을 해야 하며, 느긋한 성격 때문에 상담할 때에는 끈기를 가지고 임해야 한다.

5. 아르헨티나

- 아르헨티나는 문화적으로 스페인문화를 계승하였으나 이탈리아 · 독일 · 프랑스의 생활양식도 섞여 있다.
- 대륙성 기질로 스케일이 크며, 일의 추진속도는 느리나 완벽하게 처리한다.
- 온순한 성격이지만 이해관계에서는 철저하게 실리적이다.
- 낙천적이고 축구 · 탱고 · 복권 등을 좋아 한다.
- 가톨릭의 영향으로 보수적인 측면이 있다.
- 줄서기 등 질서의식이 강하며, 절대로 자기의 잘못을 인정하지 않는다.
- 비즈니스에서 계약을 해놓고도 여러 가지 핑계를 대면서 계약을 파기하거나 지연시키는 경우도 많다.

6. 페루

- 페루는 다인종 사회와 문화로서 원주민인 인디오는 전체인구의 약 47%를 차지한다.
- 정치 · 경제의 실권을 장악하는 사회의 지배계층은 백인이며, 원주민은 농업과 목축업에 종사하며 빈곤계층을 형성하고 있다.
- 페루인에게 모자는 중요하다. 여성들은 외출할 때 반드시 모자를 착용한다. 인사를 할 때에는 모자를 벗고 머리를 약간 숙이면서 한다. 나이의 고하를 떠나 서로 모자를 벗고 인사를 하는 것이 예의이다.
- 여성에 대한 배려문화가 일상화되어 있다.
- 식사를 하거나 음료수를 마실 때 소리를 내지 않는다.
- 비즈니스에도 시간약속에 늦는 경우가 많다.
- 계약서를 중요하게 생각하지 않으며, 계약서에 서명을 했다 하더라도 계약이 성사된 것으로 믿지 않아야 한다.

제 4 절 이슬람 문화권

1. 사우디아라비아

- 라마단 기간 동안 동트기 직전부터 해질 때까지 단식을 한다. 단식 중인 사람들 앞에서 먹거나 마시지 않아야 한다.
- 여성에 대한 질문은 하지 않는다.
- 방문한 손님은 길가까지 배웅한다.
- 가정에 초대되었을 때 한 물건을 오랫동안 쳐다보지 말아야 한다. 오래 쳐다보면 그것을 선물해야 하는 것이 사우디의 전통관습이기 때문이다.
- 이슬람문화권은 수식문화권이다. 식사 시 손을 사용하는 경우가 많다.
- 예배시간에는 상점의 문을 닫는다. 물건을 사기 위해 문을 두드리면 안 된다.
- 여성을 촬영하면 안 된다.
- 이슬람문화권은 금요일이 휴일이다.
- 이슬람문화권에서는 시간개념이 희박하다. 그러므로 시간약속에 대해 철저하지 못하다.

2. 아랍에미레이트

- 낙천적이며 서두르지 않는다.
- 전통적으로 어업과 해운업에 종사한 민족이다.
- 자기 일 이외의 업무는 신경 쓰지 않는다.
- 호텔 내에서는 음주가 허용되나 호텔 밖에서의 음주는 안 된다.

3. 이란

- 페르시아민족으로서의 자부심이 강해 주변 아랍국과 동일시하면 매우 굴욕적이라 느낀다.
- 개방적이며 호탕하다.
- 사회적으로 국민들은 매우 엄격한 이슬람율법을 실천한다.
- 가까운 사람들끼리는 비쥬를 하며 포옹을 하고, 일반적으로 악수를 한다.
- 비즈니스 시 안면을 중시하며, 신뢰를 바탕으로 한다.
- 상술이 뛰어나고 사교적이다.

4. 터키

- 오스만제국의 영광에 대한 자부심과 민족의식이 강하다.
- 체면과 무예를 존중한다.
- 정열적이고 다혈질적이나 서두르지 않는다.
- 예의를 중시하고, 가슴이 따뜻한 국민이며, 위계질서를 중시한다.
- 모욕을 당했을 때에는 명예가 훼손되었다고 생각하여 보복을 하는 문화를 가졌다.
- 손님을 귀하게 여기는 관습이 있다. 손님을 후하게 대접하지 않으면 집안의 불명예로 여긴다.
- 가정집에 손님으로 갔을 때 콜론야(kolonya)라는 레몬화장수를 손에 부어 주면 얼굴과 손에 바른다. 그 후에 터키식 차인 차이(cay)를 마신다.
- 식사를 할 때 소리를 내면 안 된다.
- 친한 사람을 만났을 때 남자끼리도 서로 포옹한다.
- 갖고 온 선물은 손님 앞에서 풀어 보지 않는다.
- 길에서 만났을 경우 악수를 한 다음 서로 볼을 맞닿게 하여 인사한다.
- 사람을 손가락으로 가리키거나 소리를 내며 코를 푸는 일 등은 예의가 아니다.

제 5 절 아프리카 문화권

1. 모로코

- 이슬람문화권으로 수식문화이지만, 포크 · 나이프의 사용이 늘고 있다.
- 프랑스어가 보편화되어 있다.
- 터키식 이슬람 공중목욕탕은 욕조가 없으며, 팬티를 입고 들어간다.
- 이슬람문화권이어서 돼지고기를 먹지 않으나, 외국인들을 위한 돼지고기 정육점이 있다.

2. 이집트

- 국민의 대부분이 이슬람종교를 가지나 약 8%는 기독교를 믿는다.
- 다른 북아프리카 이슬람국가에 비해 개방적이나 여성에 대해서는 이슬람관습에 따라 대해야 한다.
- 친절하고 명랑한 국민성으로 외국인에게 호의적이다.
- 융통성이 있는 반면, 겉치레가 심하고 이기적이다.
- 초대와 방문은 이집트인의 중요한 교제수단이다.
- 외부세계로부터 크게 지배당한 적이 없기 때문에 낙관적이며 낙천적이다.
- 악수를 할 때 반드시 오른손으로 하며, 왼손을 내어서는 안 된다.
- 자기주장이 강하다.
- 비즈니스 시 선물을 준비하는 것이 좋다.
- 예의를 중시하며, 헤어질 때 악수를 청한다.
- 인맥이 중요한 사회이므로 폭 넓은 대인관계가 필요하다.

3. 남아프리카공화국

- 인종차별의 아파르트헤이트(Apartheid)이후 남아공 국민들은 남아공을 '무지개의 나라'라고 불리길 좋아 한다.
- 인종문제 · 정치문제 등 남아공의 민감한 주제를 가지고 대화하는 것을 피해야 한다.
- 아직도 흑백간의 인종적 편견과 갈등이 깊이 남아 있다.
- 만나고 헤어질 때마다 악수를 청하고, 만날 때에는 가족의 안부를 묻는 등 인사가 길다.
- 연인이나 가족 사이가 아니라도 서로 가볍게 입술을 대는 일상적인 인사가 많다.
- 더운 날씨 탓에 반바지 등 복장이 자유롭지만, 공식적인 자리에는 정장을 차려 입어야 한다.
- 영국문화와 마찬가지로 Tea Time이 있다. 특히 오전 10시에서 10시 30분 사이의 티타임은 엄격하게 지켜진다.
- 남아공사람들의 바캉스기간은 일반적으로 12월 10일을 전후하여 약 2~3주간이다. 이 시기를 피해 비즈니스를 하는 것이 좋다.

Check up TEST

핵심연습문제

제6장 국가별 문화의 이해

01 다음 중 한국문화의 특성이 아닌 것은?

① 집단적 ② 폐쇄적 ③ 비대화적 ④ 수평적

02 서양문화의 특징을 열거해 놓은 것은?

① 개인적, 수직적, 여성중심사회

② 개인적, 대화적, 수평사회

③ 집단적, 수평사회, 여성존중사회

④ 집단적, 비대화적, 수평사회

03 중국인이 가장 받기 싫어하는 선물은 무엇입니까?

① 전자계산기 ② 식용유 ③ 괘종시계 ④ 낚시대

04 다음은 어느 국가의 문화를 말하는 것인가?

- 얼굴표정에 진심을 잘 드러내지 않는다.
- 매우 수직적인 사회로 예절과 매너가 중시됨.
- 술을 따를 때 지위고하와 나이를 막론하고 한손으로 따른다.

① 일본 ② 중국 ③ 한국 ④ 태국

05 다음 중국문화 중에서 틀린 것은?

① 고개를 숙여 인사하며 먼저 악수를 청한다.
② 시간약속에 늦으면 안된다.
③ 관계문화가 중요하다.
④ 정치나 대만에 대한 대화는 피한다.

06 3과 5라는 숫자가 들어가 있는 요일에 이사 및 개업식 등 중요한 행사를 하지 않는 나라는?

① 필리핀 ② 베트남 ③ 태국 ④ 일본

07 나마스떼(namaste)라는 인사말을 사용하는 국가는?

① 태국 ② 인도 ③ 필리핀 ④ 인도네시아

08 다음은 어느 국가의 문화를 말하는 것인가?

· 지역주의가 심하여 지역 외 사람들에게는 배타적이며 개인주의 성향이 강하다.
· 인간관계가 중시되어 공적 업무에 사적 관계가 개입된다.
· 질서를 잘 지키지 않고 양보할 줄 모른다.

① 이탈리아 ② 스페인 ③ 체코 ④ 핀란드

09 러시아인의 문화에 대한 특성이 아닌 것은?

① 자신의 이익에 결부되는 것에는 열중하나, 이익이 되지 않은 일에는 어떤 일이라도 거부하는 경향이 강하다.
② 사회주의 체제의 영향으로 일처리가 빠르지 않다.
③ 건실한 국민성과 신념 및 애국심이 강하다.
④ 소개를 간단히 하며, 형식에 얽매이지 않는다.

10 멕시코인의 문화에 대한 특성이 아닌 것은?

① 손을 주머니에 넣는 것은 무례한 일이다.
② 사전 약속은 필수이다.
③ 약속을 잘 지키지 않고 약속시간에 늦는 경우가 많아 인내심을 갖고 기다려야 한다.
④ 잘못을 인정하는 것은 수치이기 때문에 잘못을 하더라도 심하게 따지거나 추궁하지 않아야 한다.

11 다음은 어느 나라의 문화에 대한 특성인가?

- 대륙성 기질로 스케일이 크며 ,일의 추진속도는 느리나 완벽하게 처리한다,
- 온순한 성격이지만 이해관계에서는 철저하게 실리적이다.
- 줄서기 등 질서의식이 강하며, 절대로 자기의 잘못을 인정하지 않는다,

① 브라질　② 아르헨티나　③ 페루　④스페인

12 터키문화에 대한 특성이 아닌 것은?

① 손님이 가져온 선물은 즉시 풀어 본다.
② 정열적이고 다혈질적이나 서두르지 않는다,
③ 예의를 중시하고 가슴이 따뜻한 국민이며, 위계질서를 중시한다.
④ 친한 사람을 만났을 때 남자끼리도 포옹을 한다.

13 아랍에미레이트 문화에 대한 특성이 아닌 것은?

① 낙천적이며 서두르지 않는다.
② 상술이 뛰어나고 사교적이다.
③ 전통적으로 어업과 해운업에 종사한 민족이다.
④ 호텔 내 에서는 음주가 허용되나 호텔 밖에서의 음주는 안 된다.

정답

1.④　2.②　3.③　4. ①　5.①　6.②　7.②　8.①　9.③　10.②
11.②　12.①　13.②

제7장 국제화시대의 커뮤니케이션

HEALTH CARE & CULTURE

제 1 절 이문화 커뮤니케이션

이문화(異文化) 커뮤니케이션이란 말은 서로 상이한 문화 간의 커뮤니케이션(inter-cultural communication) 또는 비교문화 간 상호 교류를 하는 커뮤니케이션(cross-cultural communication)을 번역한 말이다. 국제 커뮤니케이션(inter-national communication)은 국가 간의 커뮤니케이션을 뜻하는 것임에 비해, 이문화간 커뮤니케이션이란 문화배경을 달리하는 개인 간에 발생하는 커뮤니케이션을 의미하는 것이다.

과학기술의 발달로 시간과 공간이 단축되어 세계는 하나의 생활권으로 축소되었으며, 1960년대 이후 다른 나라 사람들과의 왕래가 급속히 늘어나, 이른바 국제화시대가 도래되어 이문화간 커뮤니케이션 문제가 제기되기에 이르렀다.

오늘날 세계는 탈(脫)국가적인 상호 의존의 방향으로 나아가고 있으며, 더욱이 경제분야에서는 다국적기업의 활성화로 인한 제반상황이 이문화의 이해에 대한 필요성이 강조되고 또한 중요시되고 있다.

문화가 다르면 인식의 차이, 가치관의 다름 때문에 야기되는 행동이나 말로 인하여 오해를 불러일으키는 일이 생기게 된다. 따라서 국제화 시대는 이와 같은 이문화 커뮤니케이션의 이해에서 출발해야 하며, 이런 이유에서 타당성을 갖는다.

커뮤니케이션은 언어적 요소와 비언어적 요소로 나누어진다. 상대에게 의사를 전달할 때의 언어는 필요조건이지만 충분조건은 될 수 없다. 필요충분조건을 갖추기 위해서는 커뮤니케이션 = 언어 + 비언어(주로 행동 · 사고방식)가 되어야 한다.

국제사회에서의 언어는 외국어가 될 것이며, 영어가 국제어로 여겨지고 있는 것은 영어 사용인구가 많기 때문이다. 그러나 국제간 커뮤니케이션에서 말하는 사람과 듣는 사람 간에 각자 문화적 배경의 차이에 따라 비언어가 주는 메시지 전달에 틈이 발생한다.

커뮤니케이션은 언어적 요소와 비언어적 요소로 나누어지는데 상대방에게 의사를 전달할 때 커뮤니케이션의 65~70%가 비언어적 요소에 의존한다고 한다. 여기서 비언어적 요소란 주로 행동과 사고방식을 말하는데 이것은 인간관계에서 언어 이외의 요소가 얼마만큼 중요한가를 나타내고 있다. 타문화의 올바른 이해 없이는 이와 같은 비언어적 요소의 커뮤니케이션에서 마찰의 소지는 언제나 일어날 수 있다는 점이다. 따라서 국제매너는 이와 같은 이문화 커뮤니케이션상의 마찰 소지를 예방하고 보다 적극적으로 대응한다는 차원에서 그 중요성이 있다 할 것이다.

제 2 절 각국별 제스처

몸짓언어(body language)로 불리는 제스처도 중요한 일종의 의사소통 방법 중의 하나이다. 제스처는 외국에 나갔을 때 유용하게 사용할 수 있는 만국어이지만, 때로는 오해를 불러일으킬 수도 있다. 따라서 동일한 제스처라도 나라와 지역마다 다른 의미와 내용을 가질 수 있다(http://www.hm.co.kr).

표 7-1 각 국가별 제스처의 차이

제스처	의미	해당지역
손바닥을 아래로 하는 손짓	누군가를 오라고 부르는 의미	중동 · 극동지역
	가라는 의미	서구지역
손가락으로 하는 링 사인	돈	한국 및 일본
	무가치함	프랑스 남부지역
	ok 표시	미국 및 서유럽
	외설적인 표현	남미(특히 브라질)
손바닥을 바깥쪽으로 향한 V자 사인	승리	유럽
	욕설	그리스
손등을 바깥쪽으로 향한 V자 사인	꺼져버려	영국 및 프랑스
	승리	그리스
손바닥을 펴서 흔드는 행위	안녕의 의미	한국 및 유럽
	꺼져버려	그리스
어깨를 으쓱하면서 양손 바닥을 하늘로 향하게 하는 행위	'내가 무엇을', '나는 모르겠는데' 등의 의미	구미
수평으로 뿔 만들기	악령에 대한 자기방어의 표시	유럽
두 손가락을 맞대는 행위	남녀의 동침	이집트
손가락으로 사람을 가리키며 말하는 행위	무례한 행동으로 간주	대부분의 중동국가들
엄지와 중지 사이에 검지를 끼워 넣는 행위	외설적이고 경멸적인 제스처	한국, 유럽, 지중해 연안국가
	문신이나 부적의 형태	남미
	아이가 귀엽다는 의미	미국

<table>
<tr><td>손가락 교차하기</td><td>행위 및 방어</td><td>유럽</td></tr>
<tr><td>중지를 내미는 행위</td><td>외설적이고 부정적인 의미</td><td>북미 및 유럽 전역</td></tr>
<tr><td>주먹으로 손바닥을 치는 행위</td><td>도전</td><td>대부분의 국가들</td></tr>
<tr><td rowspan="4">주먹을 쥔 채 엄지손가락만 위로 올리는 행위</td><td>매우 좋다</td><td>대부분의 국가들</td></tr>
<tr><td>무례한 행위</td><td>호주</td></tr>
<tr><td>입 닥쳐</td><td>그리스</td></tr>
<tr><td>동성연애자의 사인</td><td>러시아</td></tr>
<tr><td rowspan="2">합장</td><td>인사</td><td>태국, 기타 불교국가</td></tr>
<tr><td>거만함을 묘사</td><td>핀란드</td></tr>
<tr><td rowspan="2">머리를 위 · 아래로 끄덕이는 행위</td><td>동의(yes)의 표시</td><td>대부분의 국가들</td></tr>
<tr><td>부정(no)의 표시</td><td>그리스, 불가리아, 인도</td></tr>
<tr><td>엄지로 코를 미는 행위</td><td>조롱</td><td>유럽</td></tr>
<tr><td>코에 원을 그리는 행위</td><td>동성연애자의 표시</td><td>콜롬비아</td></tr>
<tr><td>손 끝에 입맞춤</td><td>매우 아름답다</td><td>유럽 및 남미</td></tr>
<tr><td>손가락으로 턱을 가볍게 치는 행위</td><td>별 재미없어, 꺼져버려</td><td>이탈리아</td></tr>
</table>

제 3 절 인사예절

인사는 상대에게 자신의 마음속에서 우러나오는 존경심과 반가움을 나타내는 형식의 하나로서 사람이 사람다움을 표현하는 행위이고 우리의 일상생활에서 가장 기본이 되는 예절이다.

인사는 보통 3가지의 기본적인 기능을 가지고 있다.

① 사람들이 만날 때 생길 수 있는 본능적인 불안감과 어색함을 감소시킨다.
② 상대방에게 호의와 환영을 표시할 수 있다.
③ 좋은 인간관계를 유지시켜 준다.

1. 동양의 인사

동양의 인사는 일반적으로 신체접촉 없이 허리를 굽히는 수직인사법이다. 이는 연장자나 상위지위의 사람들에 대한 존경과 복종 및 감사의 의미가 내포되어 있다. 우리나라나 일본의 경우에는 허리를 굽히는 정도에 따라 목례 · 보통례 · 정중례의 인사법이 있고, 태국에는 합장한 손의 높이에 따라 대상과 신분의 차별화를 두는 와이(wai)라는 인사법이 있다. 중국의 전통 인사법으로는 두 손을 모아 상대의 눈을 향해 흔드는 꽁쇼우가 있으나 오늘날에는 일상적인 인사법이 아니다. 오히려 중국인들은 눈을 마주치면서 고개를 끄덕이거나 가벼운 목례를 한다. 그리고 중국인의 관습에서는 자주 볼 수 없었던 악수가 갈수록 늘고 있다.

1) 인사의 종류

(1) 목례

목례 또는 반례라고 한다. 가벼운 인사로 눈인사를 포함하며, 약 15도 각도로 허리를 굽히면서 시선은 발끝의 2~3m 앞에 두는 인사 방법이다.

① 가까운 동료 간이나 하급자에게 인사하는 경우이다.
② 엘리베이터나 계단 · 복도 등 좁은 공간에서 예의를 차려서 인사할 수 없는 경우에 한다.
③ 하루에 여러 번 만나는 경우에 한다. 직장의 상사라도 하루의 처음에는 보통례나 정중례를 하지만, 그 후 또 만나게 될 때에는 가벼운 목례로써 대신한다.
④ 전화통화 중이거나 물건을 주고 받을 때에도 가벼운 인사를 한다.

(2) 보통례

평상례인 보통 인사를 말하며, 상체를 30도 정도를 굽혀서 하는 정중한 인사법의 하나이다. 자연스럽게 시선은 1m 전방을 바라보게 된다.

① 직장상사를 만났을 경우에 한다.
② 고객을 맞이하거나 배웅할 때 한다.

(3) 정중례

가장 공손하고 존경이 배어 있는 동양식 인사법이다. 상체를 약 45도 정도 크게 숙여 인사한다. 시선은 자신의 발끝을 바라본다.

① 감사나 사죄의 표현을 전달할 때 정중례를 한다.
② 국가원수, 종교지도자, 집안의 어른, 스승, VIP 등에게는 최상의 존경과 경의를 표하는데 정중례가 이용된다.

2) 인사의 기본원칙

① 인사는 자연스럽게 먼저 한다.
② 미소를 띤 밝은 표정으로 반갑게 인사한다.
③ 약 3m 이내에 다가가서 인사를 한다.
④ 반드시 상대방의 눈을 바라보고 난 후 인사를 한다.
⑤ 상대방이 알 수 있게 인사말과 함께 큰 소리로 명랑하게 한다.
⑥ 상대방이 처한 상황을 고려하면서 인사를 건넨다.

3) 인사 시 주의사항

① 상대방을 응시하지 않고 인사하는 것은 예의에 벗어난다.
② 아무 말 없이 하는 인사나 미소가 없는 인사는 형식적인 인사가 되기 쉽다.
③ 상황에 어울리지 않는 인사나 인사말은 주의해야한다.
④ 고개만 까닥이지 말고 허리부터 굽히며, 말로만 인사를 나누지 않는다.
⑤ 공손함이 지나쳐 굴종(屈從)의 태도를 보이지 않도록 당당해야 한다.
⑥ 허리를 숙이면서 머리를 들 때까지 마음속으로 1, 2, 3초를 센다. 이것을 3초 인사법이라 한다.
⑦ 화장실에서는 인사말 대신 가벼운 목례만 한다.
⑧ 계단에서 연장자를 마주쳤을 때에는 연소자는 내려다보면서 인사하지 않는다.
⑨ 걸어가면서 인사하지 않는다.

4) 상황별 인사

(1) 보행 시 인사

① 잠시 멈추는 표시를 하며 대부분 목례나 보통례를 한다.
② 멀리 떨어져 지나칠 경우에도 눈이 마주친다면 가벼운 목례를 하며, 모자를 쓰

고 있을 경우에는 모자를 살짝 들고 머리를 약간 숙이는 인사를 한다.

(2) 목례가 인정되는 경우

① 하루에 여러 번 마주치는 경우

② 멀리서 눈이 마주치는 경우

③ 엘리베이터 · 전철 등 좁은 장소에서

④ 다른 고객과 업무처리 중일 때

⑤ 전화를 받고 있는 중이거나 다른 사람과 대화를 하고 있는 중의 경우

(3) 인사말을 먼저 해야 하는 경우

① 상대방이 고개를 숙이고 있어서 자신을 알아차리지 못할 경우

② 여러 사람이 있는 장소에서 먼저 다가가서 인사할 경우

(4) 레인보우(Rainbow) 인사

매일 만나는 사람들에게 항상 똑같은 인사를 한다는 것은 인사를 하는 사람도 받는 사람도 그저 격식일 뿐이라고 여기게 되며, 인사에 담겨있는 의미까지 무의미해질 수 있다. 레인보우 인사란 상황에 맞는 다양한 인사말이다. 날씨를 언급하며 자연스럽게 대화를 유도하거나, 상대방의 옷차림 및 머리 모양의 변화 등을 언급하면서 가볍게 상대방과의 대화를 이끌 수 있는 방법이다. 서로간의 인사에서 지루하지 않고 반가운 마음을 전할 수 있는 레인보우 인사법은 다음과 같다.

① 날씨에 관하여 : "날씨가 참 좋죠?", "날씨가 화창하네요."

② 계절에 관하여 : "날씨가 꽤 춥습니다. 건강 유의하세요.", "옷차림을 보니 겨울입니다."

③ 옷차림 등 칭찬에 관하여 : "넥타이가 잘 어울려요. 오늘 멋있습니다.", "머리 스타일을 바꾸셨네요? 멋지세요."

④ 기억에 관하여 : "과장님, 오늘 아드님이 전역하는 날이죠? 축하드립니다."

⑤ 헤어질 때 : "먼저 가겠습니다.", "내일 뵙겠습니다.", "좋은 부말 되세요.", "오늘 반가웠습니다."

2. 서양의 인사

서양에도 동양식의 인사법이 있으나, 이는 우리와는 달리 허리를 구부리는 것이 아니라 머리를 약간 숙여서 한다. 서양의 인사문화는 우정 · 존경 · 기쁨 등의 표정을 담고 있으며, 친교(親交)에 역점을 둔 반가움의 표시이다. 동서고금을 막론하고 인사란 첫째, 상대방의 인격을 존중하는 경의 표시이며, 둘째, 정성의 마음으로 하는 친절과 협조의 표시이고 셋째, 응답보다는 자기가 하는데 의의가 있으며 넷째, 즐겁고 명랑한 사회생활이나 원만한 대인관계를 유지하는 데 필수적이다. 서양의 인사법으로는 각 지역의 문화권에 따라 다양한 방식이 있으나 일반적으로는 악수나 비쥬, 포옹을 한다.

1) 악수(Shake Hands)

악수는 고대 로마시대부터 있었는데, 사람들이 서로 만났을 때 손에 무기를 지니고 있지 않음을 상대편에게 알려 안심시키는 행위에서 비롯되었다고 한다. 악수는 곧 상대방을 해칠 의사가 없다는 평화적 메시지의 전달수단인 것이다.

악수는 사람을 만나는데 있어 반가움을 표시하는 것 이외에, 서약이나 계약 · 약속을 확인하기 위해서도 사용한다. 로마시대에는 명예를 걸고 서약할 때 악수를 했고, 목숨을 기꺼이 바치는 의무가 뒤따르기도 했다. 유럽에서 악수가 보편화된 것은 산업혁명 이후이다. 무역이 활발해지고 상업이 발전하면서 중산계층의 남성들이 상거래할 때에 '우정과 신뢰의 표시'로서 손을 내밀어 악수하였던 것이다.

오늘날 악수는 문화나 종족에 따라서 다른 의미로 전달될 수 있으나, 대개 사교활동에서 악수는 친근감의 표현으로 받아들여진다. 아무튼 동서양을 막론하고 만나고 헤어질 때 손을 서로 맞잡는 악수는 인간관계에서 유대와 환영의 표시이다.

(1) 악수의 방법

① 미소를 띤 채, 허리를 굽히지 않고 곧게 편 상태로 한다.

② 상대의 눈을 바라보고 한다.

③ 오른손으로 하고, 왼손일 경우 양해를 구하라.

④ 악수의 강도는 손에 약간의 힘이 느껴지도록 한다.

⑤ 손을 상하로 3~4번 가볍게 흔들어라.

⑥ 악수와 함께 인사말을 나눈다.

(2) 악수의 원칙

① 바람직한 악수는 당당하게 하는 것이다. 대통령 · 왕족을 대하는 경우에는 머리를 숙여야 하지만, 그 외에는 머리를 숙일 필요가 없다. 악수는 바른 자세로 똑바로 바라보면서 한다.

② 여성의 경우, 여성이 먼저 악수를 청하는 것이 에티켓이므로 외국인과 만나는 사교모임에서는 주저하지 말고 악수를 청하는 것이 자연스럽다.

③ 악수의 원칙은 원래 상급자가 하급자에게 먼저 손을 내밀어 신청한다. 즉 여성이 남성에게(직위가 높은 남성은 예외), 연장자가 연소자에게, 선배가 후배에게, 기혼자가 미혼자에게 먼저 악수를 청하는 것이 관례이다.

④ 서양에서는 남성끼리 소개를 주고받을 때는 악수를 한다. 그리고 악수를 할 때에는 서서 한다. 서양인들은 3자를 사이에 두고 악수하지 않는다. 왜냐하면 제3자에게 실례되기 때문이다.

(3) 악수의 에티켓

① 실외에서는 장갑이나 모자를 착용한 채로 악수를 해도 무방하나 실내에서는 장갑을 벗는다.

② 너무 오랫동안 손을 쥐고 있는 것은 좋지 않다.

③ 대등한 관계일 때 여성은 앉은 상태로 남성의 악수를 받아도 된다.

④ 서양에서 악수할 때 상대방의 손에 왼손을 얹거나 어깨를 만지면 환영과 애정 및 감사의 표시이다.

(4) 악수 시 주의사항

① 연장자가 악수를 청하기 전에 연소자는 먼저 손을 내밀지 않는다.

② 상대방의 손을 너무 세게 잡아서 아픔을 느끼게 하지 않는다.

③ 마지못해서 하는 악수처럼 손에 전혀 힘을 주지 않으면 '만나는 것이 그리 반갑지 않다'라는 인상을 주게 되므로 삼간다.

④ 상대방과 멀리 떨어진 채 팔을 쭉 내밀어 상대방의 손을 잡는 경우나, 반대로 상대방을 자기 쪽으로 너무 가까이 당겨서 하는 경우의 악수는 예의에 벗어난다.

⑤ 친근감을 과도하게 표현하듯이 양손을 마주잡고 상하로 격하게 흔드는 것을 삼간다.

⑥ 손끝만 내밀어서 악수를 하지 않으며, 또한 손끝만 잡고 악수를 하지 않는다.

(5) 나라별 악수 시 주의사항

① 브라질 · 칠레에서는 남성이 여성에게 먼저 악수를 청하나, 인도에서는 여성의 자존심을 침해한다는 관례 때문에 남성이 먼저 여성에게 악수를 청하는 것은 결례이다.

② 미국과 영국에서는 직무상 혹은 비즈니스의 목적이 아니라면 여성이 손을 내밀어 악수를 청하지 않는 한 굳이 악수하지 않는다. 미국에서는 손을 내밀지 말지를 결정하는 주도권이 여성에게 있지만, 유럽에서는 남성에게 있다.

③ 영국인들과 독일인들은 화합이나 파티에 국한되어 악수를 나눈다. 영국식 악수는 대개 남성 초면자들 사이의 회합에서 이루어진다. 여성 초면자들 사이의 회합이나 남성과 여성이 서로 알지 못할 때는 대개 악수하지 않는다.

④ 스페인 문화권에서 악수는 친하지 않은 사람들 사이에 행해지는데, 친한 사람들의 경우에는 악수보다 포옹으로 친근감을 나타낸다.

⑤ 이탈리아인들은 악수하는 시간을 오래 끌며 악수한 채로 인사말을 나눈다. 특히 이탈리아 · 스페인 · 러시아인들은 하루에도 몇 번이고 악수하는 경향이 있다.

2) 비쥬, 포옹, 볼키스

서양의 인사법은 서로 신체를 접촉하여 나누는 방식이다. 악수도 신체의 일부를 접촉하는 방식이다. 이를 직접적 인사법이라 하는데, 비쥬 · 볼키스 · 포옹 · 입맞춤 등이 있다.

비쥬(bisous)란 '양 볼'이란 뜻이다. 즉 볼을 서로 맞대고 입으로 "쪽" 소리를 내는 프랑스식 가벼운 인사법이다. 유럽에서는 보편적으로 통용된다. 포옹은 두 사람의 몸이 거의 살짝 맞닿을 정도로 서로를 껴안는 인사법이다. 이 때 경우에 따라서 상대방의 등을 서너 번 가볍게 다독거릴 수도 있다. 그리스 · 러시아 · 동유럽국가들(유고슬라비아, 폴란드, 불가리아 등)에서도 행해진다. 볼 키스는 친근한 사이일 때, 선물을 받았을 때 상대방의 이마나 뺨에다 입을 대는 것이다. 입맞춤(petit baiser)은 애정의 표시로 가볍게 입술에 입을 맞추는 인사법이다.

3) 소개하는 방법

누구나 사회생활의 시작은 만남에서 비롯되는데, 첫 만남에서 받는 인상은 사람들 간의 사교 관계에서 어떤 순간보다도 중요하다. 소개는 이러한 만남의 가교역할을 하는 것이다. 그러므로 소개를 주고받는 순간에 격식에 맞는 예의를 몰라 자신도 모르게 친교의 좋은 기회를 놓치는 실수를 해서는 안 된다.

(1) 소개순서

① 연소자를 연장자에게(다만 직위가 연령에 우선)

② 지위가 낮은 사람을 높은 사람에게

③ 친한 사람을 친하지 않은 사람에게

④ 남성을 여성에게(다만 남성의 지위가 아주 높을 경우에는 여성을 먼저 소개)

⑤ 한 사람과 여러 사람을 동시에 소개할 때는 한 사람을 여러 사람에게

⑥ 자기 집안사람을 손님에게(집안사람이 지명도가 높거나 여성일지라도 마찬가지)

⑦ 미혼자를 기혼자에게

(2) 소개 시 주의사항

① 소개할 때는 소개받는 사람이나 소개되는 사람 모두 일어서는 것이 원칙이다.

② 소개로 인사할 때는 소개된 사람이 소개받는 사람에게 먼저 인사한다.

③ 동성 간에 소개를 주고받을 때는 함께 일어난다.

④ 연장자, 성직자, 지위가 매우 높은 사람을 소개받을 때는 남녀관계 없이 일어서는 것이 원칙이지만, 환자나 노약자는 예외이다.

⑤ 남성이 여성을 소개받을 때는 반드시 일어서야 한다. 그러나 여성이 남성을 소개받을 때는 반드시 일어설 필요는 없다.

⑥ 파티를 주최하는 여성은 상대가 남성이라도 일어선다.

⑦ 주인과 손님이 인사할 때는 손님이 먼저 자기소개를 한다.

⑧ 소개가 끝나고 나면 보통 동성 간에는 악수로 인사를 나눈다. 그러나 이성간일 경우에는 여성이 간단한 목례와 미소를 보내는 것으로도 충분하다.

⑨ 소개를 받았다고 곧바로 손을 내밀어서는 안 된다. 연장자가 악수를 청하기 전에 연소자가 미리 손을 내밀어서는 안 되며, 연장자가 악수 대신 간단한 인사를 하면 연소자도 이에 따른다.

⑩ 소개를 할 때에는 자신의 이름을 정확하게 전달하고, 상대방의 이름도 주의해서 듣고 기억한다.

⑪ 소개 시에 자신을 지나치게 낮추거나 장황하게 필요 없는 말들을 늘어놓지 말아야 한다.

(3) 소개 후 대화 및 헤어짐

① 초면인 사람과 소개를 주고받은 후에 나누게 되는 대화에서 삼가야 할 것들은 정치 종교 · 금전 · 신체와 관련된 내용이며, 또한 가족이나 직장 등 지나치게 개인적인 주제들은 피한다.

② 소개 후에는 가장 편하게 접근할 수 있는 문화 · 예술 · 여행 · 스포츠 등의 주제를 가지고 대화를 시작하는 것이 좋다.

③ 혼자 일방적으로 떠들거나 반대로 아무 말도 하지 않고 묵묵히 있는 것도 결례이다.

④ 적은 인원의 모임에서 자리를 뜰 때는 소개받았던 모든 사람들에게 인사를 한다. 많은 인원의 모임이나 파티에서는 호스티스 · 호스트와 자기 주변의 사람에게만 작은 소리로 작별인사를 한다.

⑤ 헤어지는 인사를 할 때는 서로 자리에서 일어선다.

4) 명함 예절

명함은 자기를 소개하고 상대방에게 자신을 기억시키는 수단으로 이용된다. 또한 명함을 교환한다는 것은 상호간 교재를 유지하며 친밀하게 하기 위한 목적도 담겨져 있다. 그러므로 명함을 교환한다는 것은 인간관계를 형성하는 데 있어 중요한 매개가 되는 만큼 명함을 관리하거나 명함을 주고받는 매너는 반드시 숙지할 필요가 있다.

명함은 사교용(social card : calling card/visiting card)과 비즈니스용으로 구분된다. 사교용 명함은 업무용 명함과는 달리 필기체로 제작되며, 자기이름에 Mr. 혹은 Mrs.를 붙여서 사용한다. 이러한 사교용 명함은 선물이나 꽃을 보낼 때 사용된다. 비즈니스에 사용할 목적으로 주고받는 명함에는 상호 · 성명 · 주소 · 전화번호 · 팩스번호 · 인터넷주소 등을 기입한다. 사회생활에서 비즈니스 명함은 사람과 사람을 연결해 주는 필수적인 고리이다. 따라서 명함 한 장이 사업성공의 견인차 역할을 할 수 있음을 파악하고 명함을 잘 관리하는 습관을 가져야 한다.

(1) 명함 교환 에티켓

① 명함을 건넬 때는 반드시 일어선다.

② 명함을 건넬 때는 상대방의 가슴높이에서 이름을 밝히면서 인사말과 함께 건넨다.

③ 명함을 양손으로 잡고 건네는 것이 아니라 오른손에 들고 왼손을 받쳐서 건넨다.

④ 상대방이 쉽게 읽을 수 있는 방향으로 명함을 건넨다.

⑤ 명함을 받을 때에는 반드시 양손으로 받는다.

(2) 명함 교환 시 주의사항

① 상대의 명함을 받고 자신의 명함을 건네지 않는 것은 결례이다. 모임의 장소에 갈 때에는 반드시 명함을 준비한다.

② 비즈니스의 경우 외에는 초면에 명함을 교환하지 않는다.

③ 명함은 아랫사람이 먼저 윗사람에게 건넨다.

④ 상대방의 명함을 받고 난 즉시 이름과 부서 및 직함을 확인하고 넣는다.

⑤ 명함을 받고 난 후 업무회의를 할 경우, 명함을 테이블 위에 두고 참고하면서 대화할 수 있다.

⑥ 받은 명함의 여백에 상대방의 특징과 주요사항들을 적어 놓으면 후일 잊지 않고 기억할 수 있다. 그러나 상대편이 있을 때는 명함에 기록을 하면 결례이다.

⑦ 명함을 다른 용도로 사용하지 않는다.

제 4 절 글로벌 에티켓과 매너

오늘날은 세계화의 시대이다. 세계화 시대란 다양한 인종과 관습 · 종교 등 여러 문화권간의 접촉과 공존의 시대를 의미한다. 이러한 사회구조의 변화로 이젠 우리의 것만이 아닌 다양한 외국의 문화와 관습에 노출되는 일에서 우리 누구도 자유로울 수 없는 현실에 직면해 있다. 따라서 문화의 차이에서 나타나는 갈등을 해소하거나 줄이기 위해서 문화의 다양성에 대한 올바른 이해와 문화 간 공존의 필요성이 대두되었다.

이질적이고 상이한 문화 간의 접촉 또는 같은 공동체 내에서의 공존이라는 현실에서 타문화에 대한 편견과 이해 부족은 의도하지 않은 실수와 오해를 불러일으키는 원인이 될 수 있다. 즉 다른 문화권의 사람들을 만났을 때 서로 문화적 차이와 다름을 인식하지 못하거나 인정하지 않고 자신의 문화권이 가지는 상식의 수준대로만 행동하고 처신한다면 문화 간 차이에서 오는 갈등을 피할 수 없을 것이다.

이 때 글로벌 매너나 글로벌 에티켓은 낯선 문화 간 접촉에 있어서 갈등과 마찰을 피할 수 있는 스펀지 역할(완충작용)과 인간관계의 윤활유역할을 한다. 상대의 품위를 손상시키지 않는 범주 내에서 바르게 행동하는 글로벌 매너는 갈등과 마찰을 완화시킬 뿐만 아니라, 다른 한편으로는 자신의 인격과 품위를 한층 더 격조 있게 해 주는 기능도 한다.

1. 에티켓과 매너의 정의

매너(manner)와 에티켓(etiquette)이란 '예의'라는 의미를 함축하는 용어로 서로 구분 없이 쓰고 있는 것이 일반적이다. 둘 다 인간의 예의범절을 의미하는 서양식 용어이다. 일반적으로 우리는 두 용어를 '예의'라는 의미로 사용하고 있지만 두 용어가 가지는 차이를 이해하여 사용할 필요가 있다. 에티켓(Etiquette : the forms, manners, and ceremonies by convention as acceptable or required in social relations)은 사람들 사이의 합리적인 행동기준(行動基準)을 가리킬 때 사용되며, 매너(Manner : ways of social behavior; deportment, esp. with reference to polite conventions(good manners, bad manners))는 이러한 에티켓을 바탕으로 행동으로 나타내는 것을 말한다. 따라서 에티켓은 형식(forms)이며, 매너는 방식(ways)임을 알 수 있다(최해수 외 2인, 2006).

즉 쉽게 풀어 본다면 인사를 한다는 것은 에티켓이며, 개인이 인사를 어떠한 방식과 형식을 갖고 하느냐는 매너의 문제라고 할 수 있다. 또한 에티켓은 국가나 지역 문화권의 전통과 관습에 따라 다를 수 있지만, 매너는 국경과 지역을 초월하여 인간이면 서로 배려하고 존중해야 할 행동양식에 대한 기본적 인식이라 정리할 수 있다.

1) 에티켓(Etiquette)

에티켓은 사람들이 살아가면서 지켜야 할 규범적인 공공(公共)의 의미를 내포하고 있다. 즉 에티켓이란 법적인 구속력은 없지만 스스로의 행동을 단정하게 하고 사람들과의 관계를 부드럽고 원만하게, 그리고 사회의 분위기를 쾌적하게 하기 위한 공동체 구성원간의 합의와 노력의 요구에 대한 일종의 사회적 약속의 산물이다. 그러므로 개인이 공동(共同)의 약속에 대한 합리적인 행동기준을 준수하는 것을 뜻한다. 에티켓은 '있다/없다'라는 유무의 판단이나 에티켓을 '지킨다/지키지 않는다'로 평가된다.

서양의 에티켓은 상대방을 배려하는 마음과 공동체 생활에서 필요한 공동의 규칙과 규범의 준수에 근거한 의식에서 출발하였다. 비록 '나'를 세상의 중심에 놓고 중시하는 개인주의가 서양문화의 특징이라 하더라도 타인을 배려하고 남에게 피해를 주지 않는다는 균형적이고 합리적인 사고방식은 에티켓과 매너의 발달을 가져왔다고 볼 수 있다.

2) 매너(Manner)

매너의 어원은 라틴어 '마누아리우스'(manuarius)에서 나온다. 사람의 '행동'이나 '습관'을 뜻하는 '마누스'(manus)와 '방법'이나 '방식'을 의미하는 '아리우스'(arius)의 합성어이다. 즉 매너의 어원적 의미는 '인간의 행동방식' 혹은 '표출된 습관'이라 정의된다(손일락 · 김영식, 2011). 그러므로 매너는 사람마다 가지는 독특한 행동방식이다. 즉 사람들을 만날 때에 불쾌감을 주지 않기 위한 몸가짐이나 마음가짐이다. 이는 어떤 일을 할 때 바람직하고, 세련된 감각을 익히기 위해 생겨난 습관으로 개인적인 의미를 내포한다. 그러므로 개인에 대해 '예의가 있다/없다'라는 표현은 '매너다 좋다/나쁘다'라는 말로도 사용된다. 즉 개인이 가지는 예의의 질적 평가를 판단하는 것이다. 좋은 매너는 상대방에 대한 배려와 존중에서 나온다.

2. 에티켓과 매너의 기본요소

매너나 에티켓도 나라마다 특징적인 차이가 있을 것이다. 그러나 어느 문화권이나 어떠한 국가에서도 통용되는 국제매너의 기본은 상대방에 대한 존중과 배려이다. 매너나 에티켓은 실천함으로써 자연스럽게 몸에 배어야 한다. 그렇게 하기 위해서는 일상생활 속에서 의식적으로 실천하는 행동의 습관화가 필요하다.

1) 매너와 에티켓에 대한 기본인식

① 매너와 에티켓의 기본원칙은 상대방에 대한 배려와 존중이다.
② 좋은 인간관계 형성을 위하여 필요하다.
③ 인간관계에 있어서 역지사지가 그 기본이다.
④ 글로벌 매너는 세계의 여러 사람들이 지켜야 할 공통의 약속된 윤리나 규범이다.
⑤ 문화의 다양성을 인정하고 상대방의 문화를 이해해야 한다.
⑥ 자신만의 독특한 매너를 가지고 있어야 한다.
⑦ 매너는 자신을 나타내는 가장 좋은 방법이다.

2) 매너와 에티켓의 기본적 실천사항

① 인격과 인권에 대한 기본적 상식을 벗어나지 않아야 한다.

② 예의를 실천하기 위해서 노력해야 한다.

③ 공공장소에서의 질서와 예절을 준수해야 한다.

④ 상호 좋은 감정에서 출발해야 한다.

⑤ 상대방에게 호감과 좋은 인상을 주어야 한다.

⑥ 관대해야 한다.

⑦ 상대방에게 폐를 끼치지 말아야 한다.

⑧ 공손하여야 한다.

⑨ 상대방을 존중하여야 한다.

⑩ 상대방을 배려하는 마음을 가져야 한다.

⑪ 단정한 옷차림을 갖추어야 한다.

3) 타 문화권에서 주의해야 할 한국인의 습성

① 공공장소에서 큰 목소리로 대화하거나 통화한다.

② 상대방의 나이나 직업을 묻는다.

③ 표정이 굳어 있다.

④ 모르는 사람과는 인사하지 않는다.

⑤ 스치거나 부딪쳐도 사과하지 않는다.

⑥ 아이들의 머리를 잘 쓰다듬는다.

⑦ 동성 간에 손을 잡고 걷는다.

⑧ 음식이나 술을 지나치게 권한다.

⑨ 뒤이어 오는 사람을 위해 문을 잡아 주지 않는다.

⑩ 쉽게 약속하고 지키지 않는다.

Check up TEST

핵심연습문제

제7장 국제화시대의 커뮤니케이션

01 정중하게 인사해야 하는 상황에 해당하는 것은?

① 전화 통화 중일 때

② 지시받거나 보고가 끝날 때

③ 복도나 계단에서 상사를 만나게 될 때

④ 공식석상에서 자신을 소개하는 경우

02 악수와 소개의 순서가 바른 것은?

① 성직자 → 여성 → 상위자 → 연장자

② 연장자 → 상위자 → 교직자 → 성직자

③ 교직자 → 연장자 → 여성 →선배

④ 상위자 → 연장자 → 선배 → 여성

03 악수 할 때의 매너 중 관계가 없는 것은?

① 적당한 거리

② 상대와의 눈 맞춤

③ 미소

④ 적당한 힘

04 악수할 때의 매너이다 적절히 않은 것은?

① 악수를 하면서 허리를 굽힐 필요는 없다.
② 남자의 경우 장갑을 벗고 여성의 경우 벗지 않아도 무관하다.
③ 여성이 자리에 앉아 있을 때 남성이 악수를 청 할 경우 앉아서 악수를 해도 무방하다.
④ 남자 여자 모두 장갑을 착용한 경우 악수 시에는 장갑을 벗는다.

05 명함교환 시 예절이다 바람직하지 않은 것은?

① 명함을 받았을 때 상대방의 이름이 모르는 한자일 경우 바로 질문하여 알아 둔다.
② 본인의 명함이 상대방에게 보이도록 건넨다.
③ 명함을 받을 사람이 여럿일 경우 아래 사람부터 차례로 건넨다.
④ 아랫사람이 윗사람에게 먼저 건넨다.
⑤ 메모가 필요한 경우라면 날짜나 해당사항을 기입한다.

HINT >>> 명함을 받을 사람이 여러 명일 경우 윗사람에게 먼저 건넨다.

06 명함에 관한 설명으로 옳지 않은 것은?

① 중국에서는 옛날부터 친구 집을 찾아간 경우 그 친구가 부재 시 자기이름을 메모해 놓고 오는 습관이 전해진 것이 오늘의 명함이다.
② 비상시의 명함은 지갑이나 뒷주머니에 챙겨 놓는다.
③ 명함 전달 시 반드시 자리에서 일어나서 주고받는다.
④ 명함을 전달받은 후 상대방의 회사 로고나 이름을 손가락으로 가리지 않는다.

07 에티켓의 속성이 아닌 것은?

① 행동적 속성 ② 보편적 속성 ③ 이질적 속성
④ 의무적 속성 ⑤ 불변의 속성

08 국제비지니스 에티켓의 필요성이 아닌 것은?

① 국가 간 상호의존도 증가
② 국가 및 개인 간의 활발한 국제교류
③ 시간과 공간거리의 단축
④ 민족주의의 강화

09 엘리베이터를 이용할 때의 매너이다. 적절하지 않은 것은?

① 남성의 경우 이미 방향을 알고 있는 여성과 함께 이용한다면, 여성보다 먼저 타고 내리는 것이 좋다
② 엘리베이터를 탈 때에는 손님보다 나중에 타고 내림으로써 낯선 곳에 온 손님에게 방향을 안내해 주는 것이 좋다.
③ 복잡한 엘리베이터에서 버튼 앞에 서 있다면 다른 사람을 위해 버튼을 눌러주고 제일 나중에 내릴 수 있는 여유와 매너가 필요하다.
④ 엘리베이터는 밀폐된 공간이므로 휴대폰 사용이나 큰소리로 통화하는 등의 행동은 삼가는 것이 좋다

10 소개의 예절로 적절하지 않는 것은?

① 여성을 남성에게 소개 한다.

② 연소자가 연장자보다 직위가 높거나 혹은 남성이 여성보다 직위가 높을 경우에는 직위가 낮은 쪽을 먼저 소개한다.

③ 상대를 잘 모르는 사람을 나중에 소개한다.

④ 직위가 낮은 사람, 연소자를 먼저 소개한다.

HINT >>> 남성을 여성에게 먼저 소개한다.

11 소개의 방법이 잘못된 것은?

① 선배에게 후배를 먼저 소개한다.

② 연령의 차이가 있을 때에는 젊은 사람을 먼저 소개한다.

③ 여러 사람들을 그룹별로 소개할 때는 각각 한 사람씩 번갈아 소개한다.

④ 초면의 경우 정치와 종교 등의 관련화제는 금기사항이다.

HINT >>> 여러 사람들을 그룹별로 소개할 때는 한 그룹을 다른 그룹에게 모두 소개하고 다른 편을 소개한다.

12 다음은 에티켓과 매너에 대한 설명이 잘못된 것은?

① 윗사람을 만나 인사를 해야 하는 것은 매너이다.

② 올바른 방법으로 인사 하는 것은 에티켓의 문제이다.

③ 매너는 얼마나 세련되고 품위 있는 방식으로 행동하는 가를 중시한다.

④ 에티켓과 매너는 기본적으로 상대방을 배려하고 존중하는데 근거를 두고 있다.

HINT >>> 윗사람을 만나 인사 하는 것은 반드시 지켜야 하는 에티켓임

13 다음은 무엇을 의미하는 내용인가?

> · 친절의 시작　　　　　　　　　· 고객과의 첫인상 결정
> · 인간관계를 설정해주는 가장 기본적인 행위

① 인사　　② 매너　　③ 커뮤니케이션　　④ 서비스

14 커뮤니케이션에서 비언적 요소가 차지하는 %는?

① 50~60%　　② 60~70%　　③ 65~70%　　④ 70~80%

15 머리를 위 · 아래로 끄덕이는 행위가 "동의"의 의미를 지니는 국가는?

① 일본　　② 그리스　　③ 불가리아　　④ 인도

16 손가락으로 하는 링 사인은 미국 및 서유럽에서는 OK의 의미를 지니고 있다. 남미 특히 브라질에서의 링 사인의 의미는 무엇을 의미하는가?

① 꺼져버려　　② 승리　　③ 매우 좋다　　④ 외설적 표현

17 매너와 에티켓의 기본적 실천사항이 아닌 것은?

① 상호 좋은 감정에서 출발해야 한다.

② 공손하여야 한다.

③ 상대방을 배려하는 마음을 가져야 한다.

④ 세련된 옷차림을 갖추어야 한다.

정답

1. ④	2.④	3.①	4.④	5.③	6.②	7.⑤	8.④	9.①	10.①
11.③	12.①	13.①	14.③	15.①	16.④	17.④			

제8장

음식문화의 이해

HEALTH CARE & CULTURE

각 나라는 다른 문화에서 형성된 문화의 기반에서 다른 식습관과 식문화를 가지고 있다. 의료관광객 및 동반자의 방문과 대접에 있어 이에 대한 세심한 이해와 존중이 필요하다.

뿐만 아니라, 의료기관에서 제공하는 환자식은 환자의 입맛에 맞지 않을 경우 의료관광 전체의 만족도에 영향을 미칠 수 있는 중요한 요소가 될 수 있다. 특히 입원환자들은 그들의 여러 가지 내 외적인 환경적 특성으로 인해 음식에 대해 민감한 상태이므로 입원환자들의 식욕, 기분, 질병의 종류와 진행정도 등에 따른 영양관리를 해주어야 한다. 환자식이 입맛에 맞지 않으면 식사 섭취에 문제가 생기고 이로 인한 스트레스로 인해 결국 식이를 통한 치료효과가 감소될 수 있다(한국관광공사, 2010).

제 1 절 동양의 음식문화

1. 동북아시아

1) 중국

중국은 서양의 프랑스처럼 다양한 식재료를 갖고 먹는 국가이다. 4000년 역사를 지니고 있다는 중화요리는 '생'이 드물다는 것을 제외하고 대부분의 조리법을 구사한다.

날것과 맛이 담백한 것을 별로 좋아 하지 않으며 기존의 것을 피하려하고 새로운 맛을 좋아하는 민족이다. 특히 기름진 것을 좋아한다는 편견이 있는데 확실히 중국요리는 기름진 것이 많지만 그렇다고 해서 기름진 것만 좋아하는 것은 아니다.

수천 년에 걸친 역사와 더불어 전통 있는 음식문화를 간직해 온 중국은 워낙 넓고 큰 나라여서 각 지역마다 재료와 기후 · 풍토가 달라 일찍이 지방마다 독특한 식문화가 발달했다. 지역에 따라 베이징 · 사천 · 광동 · 상해요리 등 크게 네 가지로 분류된다.

(1) 북경요리

북경요리(北京料理)는 중국 북부지방의 요리로 한랭한 기후 탓에 높은 칼로리가 요구되어 강한 불로 짧은 시간에 만들어 내는 튀김요리와 볶음요리가 특징이다. 재료도 생선보다 육류가 많으며 면, 만두, 병 등의 종류가 많다. 대표적인 요리로는 오리구이, 양통구이, 물만두, 자장면 등이 있다.

북경은 명나라 이후 중국의 수도로 궁중 요리의 계보를 받은 중국 요리의 정수를 간직하고 있고 섬세하고 세련미가 있으며 미적 감각이 탁월한 것이 특징이다.

(2) 사천요리

사천요리(四川料理)는 양자강 상류의 산악지대와 사천을 중심으로 한 운남, 귀주지방의 요리를 말한다. 바다가 먼 분지여서 추위와 더위의 차가 심해 악천후를 이겨내기 위해 향신료를 이용한 요리가 발달했으며, 마늘, 파, 고추 등을 넣어 만드는 매운 요리가 많다. 신맛과 매운맛, 톡 쏘는 자극적인 맛과 향기가 요리의 기본을 이룬다. 화려한 것이 특징이며 마파두부와 새우 칠리소스 등이 유명하다.

(3) 광동요리

광동요리(廣東料理)는 광주를 중심으로 한 중국 남부지방의 요리를 말한다. 중국 남부 연안의 풍부한 식품재료 덕분에 어패류를 이용한 요리가 많고, 아열대성 야채를 많이 사용해 맛이 신선하고 담백하여 중국요리 최고로 평가받고 있다. 광동요리의 재료는 매우 특이한데 제비집 요리나 개, 고양이 등을 소재로 한 진미요리가 많다. 우리나라 사람에게 널리 알려진 팔보채도 광동요리 중 하나이며 광동식 탕수육, 상어지느러미찜, 볶음밥 등이 유명하다.

(4) 상해요리

상해요리(上海料理)는 중국의 중부지방을 대표하는 요리로 풍부한 해산물과 미곡 덕분에 예부터 식문화가 발달하였다. 특히 그 중에서 상해는 바다에 접해 있어 새우와 게를 이용한 요리가 많다. 상해요리는 간장과 설탕을 많이 사용하며 특히 항구 도시이면서 국제도시인 상해를 본고장으로 발달하였기 때문에 중국 고유의 음식에 서양 요리의 특색이 가미되어 있는 것이 특색이다. 상해요리의 재료는 고급 해선류와 담수어를 사용하며 센 불로 요리하는 것이 특징이다.

2) 일본

일본사람이 매운 것과 뜨거운 것을 못 먹는다고 하는데 뜨거운 것을 못 먹는 것은 사실이지만 매운 것을 못 먹는다는 것은 사실이라 할 수 없다. 불이 날 정도로 매운맛은 싫어하는 사람은 좀 있지만 알싸한 매운맛은 즐기기 때문이다.

일본 사람들은 생식과 화식, 둘 다 좋아하지만 비교적 생식을 좋아하며 문화도 그런 쪽으로 발달했다. 또한 사면이 바다인 까닭에 해산물이 요리재료로 많이 사용된다. 주식은 쌀과 밀, 그리고 생선이다. 주로 젓가락만을 사용하며 숟가락은 거의 쓰지 않는다.

일본요리는 쌀이 주식으로 농산물과 해산물이 부식으로 형성되었다. 일본음식은 맛이 담백하고 색채와 모양이 아름다우며 풍미(향기, 혀끝 감촉, 씹는 맛)가 뛰어난 것이 특징이다.

일본 음식의 종류는 관혼상제의 의식요리가 중심인 혼젠요리, 오늘날 일본요리로 정착한 가이세키요리, 차를 들기 전에 내는 음식으로 다도의 예법으로 제공되는 차카이세키요리, 불교의 예법으로 동물성 재료를 피하고 식물성 재료만을 이용한 쇼진요리 등으로 크게 분류할 수 있다.

(1) 혼젠요리

혼젠요리는 옛날 일본 도산 시대의 조리법으로 전해 내려오다가 에도 시대로 들어오면서 조리법이 문화의 변천에 따라 상이 화려해지고 요리도 예술성을 띠어 정식 향연

요리에 이용하게 되어 지금까지 전해 내려오고 있다. 그러나 요즘은 격식을 차려야 할 중대한 연회나 혼례 요리 외에는 별로 이용하지 않는 형식이다.

식단의 기본은 국과 야채의 가짓수를 나타내는 뜻의 일즙삼채, 이즙오채, 삼즙칠채 등이 있으나 일즙오채, 이즙칠채, 삼즙구채, 삼즙십일체 등으로 수정된 것도 있다.

(2) 가이세키요리

귀족사회의 식생활을 중심으로 일본요리의 전통이 완성되었다. 다수의 사람들이 한꺼번에 만나서 식사를 하는 가이세키요리는 현재도 연회요리로서 일반적으로 이용되고 있다.

요리는 그 시대의 기호를 반영하여 조금씩 변하여 가는 것이라고 말할 수 있다. 가이세키요리는 국, 생선회, 쇠고기나 생선구이요리, 찜요리로 시작해서 밥, 소금이나 겨 속에 묻어 절인 야채로 끝나며 마지막으로 과자와 묽은 차를 내놓는다.

(3) 차가이세키요리

차가이세키요리는 일명 가이세키요리라고도 하는데 다도에서 나온 요리로 차를 들기 전에 내는 요리를 말한다. 차가이세키요리는 아주 간단하고 양이 작지만 요리하는 과정이 매우 까다로운 편이다.

(4) 쇼진요리

쇼진요리는 다도가 보급되는 전후에 서민에게 전달되었다. 불교가 전래됨에 따라 중국의 불교승이 일본에 귀화하는 일이 많아지자 비린 냄새가 나는 생선과 수조육을 전혀 사용하지 않는 쇼진요리가 점차 보급되었다. 쇼진요리란 동물을 피하며 식물인 채소류, 곡류, 두류를 이용해서 만들었다는 뜻으로 미식 · 맛있는 음식을 피하고, 아침식사 즉 검소한 음식을 먹는 것을 의미한다. 쇼진이란 용어는 식물성 재료만으로 만들어진 국 또는 튀김이라는 뜻으로 사용되고 있다.

2. 동남아시아

1) 베트남

베트남의 주된 양념은 장류이다. 그러나 베트남 사람들은 생선을 발효시켜 만든 어장인 '누크맘'을 매우 중요한 양념으로 사용한다. 메콩 강 하류에 퍼져 있는 남부지역은 베트남 제일의 곡창지대이다. 음식의 맛은 대체적으로 단데, 양념의 주가 되는 '다레'는 앞에서 서술한 누크맘에 라임이나 매운 고춧가루를 섞어 만든 것이다. 중부지역의 대표적인 요리로 자주 '후에'요리가 등장한다. 후에는 한때 베트남의 수도였기 때문에 아직도 그 당시의 격식을 갖춘 궁중요리가 전해 내려오고 있다. 이 지역의 요리 중 특징적인 것은 제육과 콩을 찐 요리인 '가너우 도우'와 봉황 모습으로 차려내는 '포옹황 카이비이', 새우튀김인 '카쿠온 치엔돈'등이 있다.

북부지역의 겨울은 점퍼를 입어야 할 정도로 서늘하다 못해 추운 곳이다. 남부보다는 음식이 덜 달고 덜 시면서, 간이 약해 담백한 맛이 특징이다. 대표적인 요리로는 가느다란 면과 함께 채소로 싸서 먹는 '깨'에다 돼지고기, 새우, 표고 등을 섞어 튀긴 '넴쿠아베'와 게와 뱀장어를 넣고 볶은 잡채인 '멘쿠우 루옹사오' 등이 있다.

2) 필리핀

필리핀의 경우 미국 식민지배의 경험 때문에 미국과 식생활이 비슷하다. 단, 육류가 아니고 밀과 쌀이 주식이다. 젓가락을 가장 많이 사용한다.

3) 태국

동남아시아는 인도, 중국 및 서구의 영향을 많이 받은 지역이지만 태국의 경우는 식민지가 된 적이 없기 때문에 그 영향권에서 벗어날 수 있었다. 또한 동남아시아는 그 중에서 인도의 영향을 많이 받았는데 식생활의 측면에서 향신료를 많이 사용한다는 점이 그것이다. 태국의 독특한 음식문화는 향기를 통해 전해져 온다고 해도 과언이 아니다. 코코넛 열매의 달콤한 향기와 마늘, 생강잎 등의 향신료가 듬뿍 들어가 독특한 향기의 요리 등 매운 맛이 특징이다. 태국의 요리는 달짝지근한 맛이 전혀 없는 특징을 가지나 음식과 같이 먹게 되는 음료수는 상당히 단맛이 강한 것이 또 한 가지 특징이다.

제 2 절 서양의 음식문화

1. 서 · 남유럽

1) 영국

영국인들은 요리할 때 조미료를 거의 사용하지 않고 먹을 때 소금이나 후추 등의 향신료를 기호에 따라서 사용한다. 영국식의 아침식사는 과즙 100%의 포도 주스나 오렌지 주스로 식사가 시작된다. 다음은 콘플레이크인데 여기에 우유와 식성에 따라 설탕을 넣어서 먹는다. 다음은 주 요리로 베이컨, 소시지, 프라이드 에그 등이 나온다. 달걀 요리로는 포치드 에그나 스크램블 에그 요리가 있는데 한국식 달걀 프라이와 같은 요리는 없다. 곁들여지는 요리로는 송이 버섯이나 토마토를 프라이팬에서 구운 요리가 나온다. 다음으로 토스트가 나오며 마지막으로는 커피나 홍차가 나온다. 하루를 든든히 보낼 수 있는 영양가가 풍부한 아침식사인데 특히 영국의 차 문화는 다른 어떤 나라보다 발달되어 있다.

대표적인 영국 요리로는 로스트 비프를 꼽을 수 있다. 로스트비프는 고기를 덩어리채로 오븐에 구운 것으로 고기를 구울 때 나오는 육즙에 적포도주를 넣어 만든 그레이비 소스가 곁들여진다. 보통 영국의 가정에서는 일요일 점심 식사를 이 로스트 비프로 하는 경우가 많다. 옛날에는 금요일에 생선밖에 먹을 수 없었고, 일요일 교회를 다녀와서 온 가족이 모였을 때 모처럼 고기요리를 해먹던 습관이 남은 것이라 한다.

섬나라인 영국에서는 생선 요리도 풍부한데, 그 중에서 서민들이 즐겨 먹는 생선 요리로 피쉬와 칩스가 대표적이다. 주로 대구에 튀김옷을 살짝 입혀 튀긴 것으로, 소금과 몰트 비네거(식초)를 듬뿍 쳐서 튀긴 감자와 같이 먹는다.

영국이 홍차로 유명하다는 것은 누구나 아는 사실이다. 애프터눈 티는 그저 오후에 마시는 홍차 한 잔이 아니다. 영국에서는 아침을 잘 먹고, 점심은 가볍게 먹고, 저녁은 일러도 8시 정도로 늦게 먹는 편이므로 당연히 오후 4시경이 되면 출출해지기 마련이다. 이 출출한 오후에 우아하게 즐기는 것이 애프터눈 티를 마시는 것이다.

2) 프랑스

프랑스인들의 일상 식생활에서부터 고급 레스토랑 요리까지 그 다양성과 풍부함은 동양의 중국요리와 함께 세계 최고의 명성을 듣고 있다. 특히 프랑스는 제과기술이 발달하여 주식이 빵과 더불어 수십 가지의 양과류가 일상화되어 있기도 하다. 섬세한 맛이 특징인 프랑스요리에서 가장 중요한 역할을 하는 것은 소스이다. 소스는 종류가 몇 백 가지나 될 정도로 다양하며 한 가지 음식에도 소스가 2~3가지씩 들어가는 경우가 많고 음식의 이름 뒤에는 반드시 소스의 종류가 표시 된다. 왜냐하면 같은 안심스테이크라도 어떤 소스를 곁들이는가에 따라 전혀 새로운 요리가 되기 때문이다. 프랑스인들은 소스를 미리 만들어 두지 않고 각 음식에 적합하도록 그때그때 만들어 쓰며 소스에 여러 가지 재료를 넣어 풍부한 맛을 내는 점이 특이하다. 또한 전채요리(Hors d' oeuvre)의 다양함도 빼놓을 수 없는 특징이 있으며, 각 지방의 특산 요리도 많이 발달되어 있다.

3) 독일

독일에는 두 가지 두드러진 요리 문화가 있다. 전통적인 요리를 첫 번째로 꼽을 수 있는데, 소시지, 아이스바인이라고 불리는 돼지 허벅지살 요리, 경단, 감자 샐러드, 슈페뵉빵, 사우어 크라우트, 그리고 흑빵이 이 범주에 속한다. 이 요리는 독일의 춥고, 습한 날씨를 견디게 만들어준다. 또 다른 범주는 현재의 음식이다. 독일에는 가금류, 버섯, 민물고기, 달콤한 버찌, 온갖 열매, 딸기, 녹색 채소, 다닥냉이, 콩류, 양상추들이 풍부한데 이 풍부함은 세상 어느 나라에서도 찾아보기 어렵다. 정확함을 좋아하는 독일인의 성격은 요리에서도 그대로 반영되고 있다.

4) 이탈리아

프랑스 요리는 크림을 많이 써서 열량도 높고 좀 느끼한 편이다. 이탈리아 요리도 북쪽으로 갈수록 크림을 많이 쓰기는 하지만 보통은 올리브유를 많이 쓴다. 올리브유는 몸 안의 노폐물을 걸러주는 역할을 하기 때문에 몸에도 좋으며, 남쪽으로 갈수록 우리나라처럼 마늘도 많이 사용하는데, 특히 시칠리아 섬은 역사적으로 아랍권과 많이 밀착됨으로 풍습 또한 아시아족들의 풍습과 음식문화를 보존하고 있다.

이탈리아 요리에서 또 빼놓을 수 없는 것은 토마토인데, 소스용으로 익혀 먹을 때는 작고 갸름하게 생긴 토마토를 사용한다. 이탈리아 말로 아침식사를 콜라찌오네(Colazione)라고 하는데, 이탈리아인들은 아침식사를 거의 하지 않는다. 직장인들은 단지 Bar에서 우리의 소주잔만한 커피 잔에 진하게 탄 에스프레소(Espresso)나 카푸치노(Capuccino)를 재빠르게 마실 뿐이다. 곁들여 뭘 먹는다 해도 코르넷토(Cornetto : 우리나라에서는 불어로 크로와상이라고 한다)나 브리오쉬(Brioche)같은 빵을 하나 집어 먹을 뿐이지만, 실제로 이 빵들은 설탕이랑 버터가 많이 첨가되어 있어 하나만 먹어도 열량은 높은 편이다.

이탈리아인들은 보통 점심식사(프란조 : Pranzo)나 저녁식사(체나 : Cena) 둘 중 한 끼는 정식으로 먹는다. 대부분의 유럽인들처럼 보통 이탈리아 사람들은 근사한 식당에서 식사하는 것보다는 집에서 온 가족이 엄마가 한 요리를 먹는 것을 더 선호하며, 일반적으로는 가정요리가 오히려 더 훌륭하다고 생각한다.

5) 스페인

다양한 맛과 종류의 스페인 요리는 수백 년에 걸쳐 문화와 각 지역별로 다른 특성 등 역사로부터 많은 영향을 받았다. 스페인의 전통요리는 기본적으로 아라비아와 유대인의 영향을 받아 혼합된 것이다. 거기에 미 대륙의 발견으로 감자, 토마토, 고추, 옥수수, 코코아 등을 들여오게 되어 진정한 요리의 혁명이 유럽전역에 일어났다. 스페인 요리를 특징짓는 특성하나가 다양성이다. 고기와 야생고기, 생선이나 해산물 등을 스페인

전역에서 나는 각양각색의 채소들과 조리하는 그 종류와 방법이 매우 풍부하다.

더욱이 스페인은 와인, 치즈, 햄, 소시지 그리고 과일도 종류가 다양하며, 특히 올리브유의 사용은 지역별로 서로 요리와 식습관이 다른 가운데서 스페인 전역에 걸쳐 공통된 특성이라 할 수 있다. 스페인은 올리브유의 선도적인 생산국이며 수출국이다. 올리브는 페니키아 시대부터 재배되었으며 고대 로마인들로부터 많이 사랑받았다.

스페인은 기후조건에 따라 하루의 생활패턴도 특이한 개성을 갖게 되었다. 일반가정에서의 아침식사시간은 7시 30분~9시 사이로 한국과 그다지 차이가 없지만, 점심 식사 시간은 오후 2시~4시로 매우 늦은 편이다. 또 저녁식사 시간은 오후 9시~11시 사이로 보통 한국인이라면 잘 시간에 식사를 하는 것이 특이하다. 이는 시에스타란 낮잠시간 때문인데, 점심식사를 하고 난 후 시에스타를 즐기고 다시 오후의 일과에 들어갔다가 일을 마칠 시간이 8시이기 때문이다. 상점 등도 오후 1시 또는 2시부터 약 3시간 동안은 폐점하고 4시경부터 8시경까지 영업을 재개한다. 아침식사와 점심식사, 점심식사와 저녁식사 사이의 시간이 길기 때문에 식사와 식사 사이의 간단한 간식을 하는 사람들도 많다. 이렇게 해서 스페인에서는 하루 5식의 관습이 생겨났다.

2. 동 · 북유럽

1) 러시아

러시아인들의 음식 문화는 귀족적인 것과 민중적인 것이 각각 확연히 다른 발전의 길을 걸어왔다. 러시아의 귀족들은 그들 나름대로 서구유럽의 스타일을 모방하는 음식 습관을 유지해왔다. 평민들 역시 그들 나름대로 자신들의 고유한 음식 문화를 지켜왔는데, 바로 이 평민들의 식생활 문화가 고유한 러시아 음식 문화라고 볼 수 있다. 빵과 고기가 주식이며, 추운 자연 환경 때문에 주로 지방질이 많은 고기를 선호하는데 이러한 이유로 돼지고기가 소고기에 비하여 훨씬 비싸다. 그리고 물이 안 좋기 때문에 대용으로 차(러시아어로 '차이')를 주로 마신다. 또한 과거 러시아인들은 겨울에는 과일을 거의 먹을 수 없었으므로, 과일을 냉동 저장하여 겨울에 먹었다. 러시아의 토속 음식들 속에서는 과거 러시아 민중들의 소박함을 엿볼 수 있다.

2) 루마니아

동유럽 국가들 중 유일하게 라틴 문화권에 속해 있는 루마니아에선 이탈리아나 프랑스의 음식문화가 일찍부터 도입되어 발달한데다 그리스나 터키 등 발칸 지역의 고유한 음식문화가 접목되면서 독특하고 다양한 음식들이 개발되었다. 루마니아는 다른 여느 유럽 국가와 마찬가지로 주식은 빵이다. 그리고 옥수수 죽을 많이 먹는다. 음식의 맛에 있어 가장 큰 특징은 신맛을 들 수 있다. 거의 모든 루마니아 음식에 식초가 양념으로 첨가된다고 해도 과언이 아닐 것이다.

3) 불가리아

불가리아는 세계적으로 유명한 농업국가이므로 신선한 채소와 고기를 이용한 음식이 풍부하다. 요리의 특징은 약한 불로 푹 익도록 찌는 것이며 부드럽고 섬세하게 맛을

낸 램이나 송아지고기는 별미이다. 맛있는 요리는 치즈와 와인을 곁들이는데 시레네라고 하는 흰 양의 치즈는 불가리아에서 가장 인기 있는 치즈이다. 그리고 요구르트는 불가리아가 본고장이라고 할 수 있으며, 식생활의 중심이기도 하다. 또한 식사 시에는 물 대신에 맥주나 음료수를 마신다.

4) 그리스

유럽 문화의 시초인 그리스 음식은 프랑스 · 이탈리아와 함께 서양의 3대 요리이며 특히 해산물 요리와 각종 채소를 주재료로 한 음식들은 다른 지역에 비해 무척 발달되어 있다. 그리스 요리는 화려하진 않지만 재료에 관하여 신선한 것만을 사용한다. 채소는 싱싱하며, 어패류는 갓 잡은 것을 재료로서 사용한다.

5) 터키

터키의 요리는 세계적으로 유명하다. 신선한 재료를 사용하여 더욱 맛있는 요리를 접할 수 있다. 하지만 터키인들은 아침은 빵 두 조각에 수프와 차를 마시는 정도로 한다. 차는 홍차맛과 비슷하지만 끓이는 시간과 넣는 향료에 따라서 맛이 다르다. 점심은 육류에 샐러드를 곁들여서 먹는다. 저녁은 가족이 함께 음식을 먹는다. 음식은 수프, 육류, 밥, 마카로니, 만두의 일종인 뵤렉을 먹고, 후식으로는 과일, 과자를 먹는다. 터키 요리는 향신료와 향미 채소가 많이 들어간다. 대표적인 소스는 토마토소스로 음식점에 가면 빨간 빛깔의 요리가 눈에 띄는데 이것은 익힌 토마토를 넣고 끓인 양고기와 콩 요리이다. '딜' 이라는 향채나 고추를 넣어 매운맛을 내고 고추는 양파와 함께 고기 요리에 넣는다. 흰색 치즈와 요구르트도 빠질 수 없는 향신료이다. 대표적인 요리는 케밥을 들 수 있다.

3. 북미 아메리카

1) 캐나다

토론토나 몬트리올 등의 대소사에는 특히 많은 나라의 사람들이 모여 살기 때문에 각국의 음식을 정통으로 즐길 수 있다. 요리의 천국이라고 할 정도여서 프랑스 요리, 이탈리아 요리, 멕시코 요리, 그리스 요리 등은 물론이고 중국요리에서부터 일본요리, 베트남 요리, 한국 요리 등 동양 요리도 풍부하게 만날 수 있다. 게다가 많은 국적의 요리들이 접한 콤비네이션 형식의 복합적인 요리들도 가끔 만날 수 있는 것도 캐나다음식의 특징 중 하나이다.

캐나다 요리라고 한다면 밴쿠버, 빅토리아, 핼리팩스 등 해안가에 위치한 도시에서 값싸고 맛있게 즐길 수 있는 연어나 가재 등의 씨푸드(seafood) 요리와 캘거리를 중심으로 한 앨버타 주의 대평원에서 많이 사육되는 양질의 소를 재료로 해서 만든 스테이크가 세계적으로 유명한 캐나다 요리이다.

캐나다 어느 도시를 가든지 간에 이탈리아나 멕시코 요리가 많은 것이 특징인데, 이것은 그만큼 캐나다인들이 즐겨 먹고 좋아하기 때문이다. 또 하나 캐나다인들은 어디를 가나 간식 메뉴는 시저 샐러드(ceaser's salad)로 담백하게 만들어진 소스를 싱싱한 채소에 끼얹어 먹는다.

2) 미국

미국 음식은 육류 위주이고, 1인분의 양이 매우 많으며 매우 달고 기름진 후식을 선호하는 경향이 있어서 비만이나 성인병으로 고생하는 사람들도 많지만, 요즘은 점차 건강을 생각하는 식생활패턴으로 변화하고 있다. 또한 간편성과 실용성을 강조하는 문화적 특성으로 통조림이나 즉석식품 같은 가공식품 등을 많이 사용한다.

4. 중남미

중남미 음식의 기본이 되는 작물은 옥수수, 만디오카 감자인데 이 중 옥수수는 중남미에서 가장 많이 재배되는 식물이다. 안데스가 원산지인 옥수수는 메따떼란 맷돌로 갈아 반죽하여 또르띠아로 만들어 주식으로 사용한다. 요리방법에 따라 타코, 엔칠라다, 케사디아, 브리또가 된다. 옥수수 요리의 대표격인 타코는 또르띠아에 소고기, 돼지고기, 닭고기, 양고기 등과 내장을 요리하여 쌈처럼 해서 먹는 음식으로 길거리 어느 곳에서나 흔히 볼 수 있는 포장마차로부터 호화스러운 고급 레스토랑에 이르기까지 이 지역에서 가장 사랑받는 음식이다.

오늘날 중남미인들의 육류 섭취는 서양식의 스테이크식 요리가 일반화되어 있는 실정이다. 유럽의 신대륙 정복으로 생긴 음식문화의 변화에서 가장 두드러지는 것의 하나가 밀의 도입이었다. 쌀도 중남미의 중요한 음식이 되었다. 19~20세기를 거치면서 인구가 증가하게 되자 종자가 개량된 쌀의 보급으로 그 소비는 더욱 증가하였다. 향신료와 양념의 사용 또한 중남미 음식에서 다양하고 풍성하다. 멕시코가 원산지인 고추는 페루, 브라질 등 중남미 전역의 공통적인 양념이 되었다. 고추를 사용하는 가장 대표적인 것이 멕시코의 몰레요리인데 '몰레를 싫어하면 반역자'란 소리를 들을 정도로 국민들로부터 사랑 받는 음식이다. 이외에도 바닐라, 후추, 생강, 아니스 등 동서양의 모든 향신료들이 중남미의 요리와 음식을 풍성하게 만들었다. 비록 영양가가 부족하다 할지라도 설탕은 초콜릿, 커피, 차의 감미료로 널리 사용되고 있으며 서양인들의 음식이었던 우유와 달걀 역시 중남미의 요리 뿐만 아니라 디저트로 사랑받고 있다.

중남미인들의 식생활을 보면 우선 식사시간은 계층에 따라 약간의 차이를 보이고 그들이 가장 중점을 두는 것은 점심이다. 그러나 최근 들어 생활이 서구화되면서 가족 모두가 모이는 저녁을 넉넉하게 먹는 쪽으로 변하고 있다.

1) 멕시코

멕시코의 음식은 우리 입맛에도 잘 맞는데 이는 곡물과 육류가 어우러져 있고 음식 재료에 고추를 즐겨 사용하기 때문이다. 멕시코 음식은 칠리, 파, 마늘을 많이 사용하여 자극적이고 매콤한 맛을 내며 향신료를 이용하여 음식에 독특한 양을 가미한다.

2) 브라질

브라질의 음식은 흑인 노예들로부터 유래된 것이 많다. 브라질의 식사는 대체로 짜고, 올리브유를 많이 섞어 조리하는데 이는 열대국이라는 지리적인 배경으로 인해 땀으로 빠져나간 염분을 보충하고 식물성 지방을 섭취하기 위해서이다.

5. 아랍권

아랍의 음식은 크게 빵과 양고기 그리고 요구르트, 세 요소로 이루어진다. 서양음식처럼 따로 코스가 정해져 있지 않다. 빵은 진흙으로 바른 아궁이에 불을 지펴 달군 다음 밀가루 반죽을 한 빵을 뜨거운 면서 붙여 구워 낸다. 얇게 민 빵에서 두터운 바게트 빵에 이르기까지 다양한 종류의 빵을 만들어낸다. 육류는 주로 양고기와 닭고기를 사용하여 조리한다. 특히 양고기 요리가 발달하였다. 숯불에 요리하는 고기를 일반적으로 케밥이라 부른다. 케밥은 페르시아어에서 유래되어 오스만 제국을 거치면서 터키의 대표적인 음식으로 자리 잡게 되었고 아랍의 여러 나라에서 통용되고 있다. 케밥은 양 한 마리 부위를 차곡차곡 둥글게 쌓아 숯불에 빙글빙글 돌려 구워내는 샤부르마(터키에서는 됴네르)와 고기를 다져 둥글게 구워내는 코프타, 양고기 꼬치구이인 쉬시 케밥 등을 비롯하여 땅속에 넓고 깊은 구덩이를 파고 표면에 진흙을 발라 불을 지핀 다음 양 한 마리를 통째로 넣고 밀봉하여 그 열기에 구워내는 진흙 통구이 등 수백 가지의 양고기 요리를 발달시켰다.

케밥과 함께 유제품도 중요한 음식이다. 양 젖과 낙타 젖은 물론 요구르트와 마시는 발효유인 라반을 만들어 널리 먹고 마신다. 양 젖으로 빚은 수백 가지의 치즈도 음식문화를 발달시킨 주요한 요소이다.

제 3 절 동·서양 음식예절

1. 동양 음식예절

1) 중국 음식예절

중식당에는 회전탁자가 놓여 있다. 웨이터가 요리가 담긴 큰 접시를 회전판 위에 얹어 놓으면 호스트는 공동젓가락으로 자기 몫을 덜어낸 뒤 다른 사람 앞으로 접시가 가도록 놓는다.

회전탁자는 시계 방향으로 돌리는 것이 원칙이다. 자기 앞에 접시가 오면 앞접시에 적당량을 덜어 놓는다. 한 번씩 덜어낸 다음에도 남아 있는 요리는 몇 번이고 가져와 먹어도 예의에 어긋나지 않는다.

(1) 식사 전 매너

① 중식은 대부분 코스 메뉴이므로 종업원의 서빙 여부를 확인하고 서빙이 가능한 메뉴를 주문한다. 원탁 테이블의 경우 입구에서 가장 안쪽의 중앙이 상석이다. 먼저 도착한 집안 어른은 상대방 어른을 위해 상석을 비워놓는 것이 좋다.

② 자리에 앉으면 냅킨을 두 겹으로 펴서 무릎 위에 놓는다. 이때 뜨거운 물수건이 나오면 손끝을 가볍게 씻고 수건을 담는 그릇에 잘 접어 담는다.

(2) 식사 때 예절

① 식사 중 젓가락을 사용하지 않을 때에는 접시 끝에 걸쳐놓고, 식사가 끝나면 받침대에 처음과 같이 올려놓는다.

② 밥그릇 이외에는 손에 받쳐 들지 않도록 하고, 국물이 있는 음식은 마시지 말고 숟가락으로 떠먹는다.

③ 앞 접시의 음식을 다 먹고 큰 접시의 음식을 덜어 올 때는 옆 사람 앞에 놓인 앞 접시에 먼저 음식을 덜어주고, 음식이 남아 있을 경우에도 형식적으로 조금 덜어 준다.

④ 중국요리는 요리접시를 중심으로 둘러 앉아 덜어먹는 가족적인 분위기의 음식이다. 적당량의 음식을 자기 앞에 덜어 먹고, 새 요리가 나올 때마다 새 접시를 쓰도록 한다. 젓가락으로 요리를 찔러 먹어서는 안 된다.

⑤ 음식은 주빈이 먹기 시작하면 자유로이 먹도록 하며, 육요리나 생선이 통째로 나올 경우에는 대부분 접대하는 사람이 나누어 주기 때문에 기다리는 것이 좋고, 아니면 주빈이 먼저 덜어간 다음에 던다.

(3) 식사 후 예절

① 중국 식당에서는 녹차 · 우롱차 · 홍차 등의 향기로운 차가 제공된다. 한 가지 음식을 먹은 후에는 한 모금의 차로 남아 있는 음식의 맛과 향을 제거하고, 새로 나온 음식을 즐기면 된다.

② 식사가 완전히 끝나면 주빈이 일어선 다음에 일어나 주인에게 인사를 하고 돌아간다.

2) 일본 음식예절

(1) 음식에 따른 예절

① 밥 : 양손으로 밥공기를 들어 왼손 위에 올려놓고, 그대로 오른손으로 젓가락을 위에서 집어 왼손 가운뎃손가락 사이에 끼운다. 그다음 다시 오른손으로 쓰기 좋게 잡고, 젓가락 끝을 국에 넣어 조금 축인 뒤 밥을 한입 먹는다. 반찬을 그 위에 얹어 먹어서는 안 되고, 추가를 원한다면 공기에 한술 정도의 밥을 남기고 청하는 것이 예의다.

② 국 : 국그릇을 두 손으로 들어 앞에서와 같이 젓가락을 들고 건더기를 먹고, 국

물을 한 모금 마신다. 이때 젓가락으로 건더기를 누르고 마신 후에 놓는다. 밥그릇에 국물을 부어 먹어서는 안 된다.

③ 반찬 : 조림은 그릇째로 들거나 국물이 없는 것은 뚜껑에 덜어서 먹는다. 회는 나눔 젓가락으로 접시의 가장자리에서부터 차례로 작은 접시에 덜어 와사비(고추냉이)를 곁들인 간장에 찍어 먹는다. 생선은 머리에서 꼬리 쪽으로 먹고, 뒤집지 않는다. 자왕무시(달걀찜)는 젓가락으로 젓지 않고 앞에서부터 떼어 먹는다.

④ 차 : 찻잔을 두 손으로 들어 왼손은 찻잔 밑에 받치고, 오른손으로 찻잔을 쥐고 마신 다음 뚜껑을 도로 덮는다. 식사 후 그릇에 뚜껑이 있는 경우 엎어두고 젓가락은 상 위에 가지런히 놓는다.

⑤ 초밥 : 초밥은 물수건에 손가락을 닦고 손으로 집어 먹어도 된다. 초밥은 당연히 젓가락으로만 먹어야 되는 줄 아는 사람이 많은데, 손으로 집어먹어도 된다. 단, '데시보리'라고 하는 물수건에 손가락을 닦고 먹어야 하는데, 이때 한식집에서처럼 물수건을 펴서 손 전체를 닦는 것이 아니고, 접혀 있는 물수건을 손가락으로 집듯이 닦으면 된다.

⑥ 꼬치 : 꼬치를 먹을 때는 젓가락으로 빼서 먹는다. 꼬치는 먹을 때 왼손으로 꼬치를 누르고, 오른손 젓가락으로 구이를 전부 빼내고서 먹는다. 이때 꼬치를 약간 비틀면서 빼면 잘 빠진다. 다 빼고 난 뒤에는 접시 위에서 먹기 좋을 정도로 잘라서 먹는다. 한입에 먹을 수 있는 크기의 두부튀김이나 부드러운 재료의 경우는 오른손에 꼬치를 들고 직접 입으로 빼서 먹어도 된다.

⑦ 생선알 : 생선알이 쏟아지지 않도록 조심한다. 초밥 중에는 생선알을 올려 만든 것이 있는데 이 초밥의 경우는 젓가락질이 서툴거나 잘못 집어 들었을 경우 알이 떨어져 버려 제대로 그 맛을 음미하지 못하는 경우가 종종 있다. 이런 불상사를 막자면 간장을 찍을 때도 조심스럽게 담그는 것을 잊지 말아야 한다.

⑧ 간장 : 생선초밥을 먹을 때 빼놓을 수 없는 것이 바로 간장이다. 초밥에 간장을 찍을 때는 젓가락을 약간 기울여 밥보다는 생선에 간장이 닿도록 먹는다.

⑨ 생선회 : 생선회는 겨자를 생선 위에 조금 얹고 말듯이 한 후 간장에 찍어 생선

맛과 겨자의 향을 즐기는 것이 원칙이다. 처음부터 겨자를 간장에 풀어서 먹으면 겨자의 향이 날아가 버리므로 바른 방법이 아니다. 무나 향초잎이 곁들여 나오는데, 이것은 장식용이지만 입가심으로 먹어도 좋다. 두서너 가지의 모듬회인 경우에는 희고 담백한 생선부터 먹는 것이 바른 순서이다.

(2) 식사예절

일본의 식사예절은 다도의 영향을 많이 받아 요리가 들어오면 다도에서 말차를 마실 때처럼 인사를 하고 받는다.

일본요리에서는 식전, 식후에 인사를 반드시 하는데 고개를 숙여 인사를 하는 것이 기본이다. 식사 시 뚜껑이 있는 그릇은 식전에 전부 열어서 낸다. 왼쪽에 있는 그릇은 왼손으로 열어서 왼쪽에 놓고, 오른쪽에 있는 것은 오른쪽에 내려놓는다.

공기 뚜껑은 절대로 포개 놓지 않으며, 음식을 다 먹은 뒤엔 모두 원래대로 덮어둔다. 먹을 때는 우리와 반대로 밥을 먼저 먹는다.

흔히 젓가락은 나무로 만들어진 것이 사용되고 있으며, 한국과 마찬가지로 손에 쥐는 쪽이 아래쪽보다 굵어서 사용하기 쉽다. 가정에서는 대개 검정색은 아버지용, 빨간색은 어머니용 등으로 개인 젓가락을 정해두고 사용하고 있다. 손님을 대접할 때는 일회용 나무젓가락을 내놓는다.

식사 중에 젓가락을 잠시 내려놓을 경우 젓가락 받침대가 있으면 젓가락 아래쪽 부분을 그 받침대에 올려놓는다. 젓가락을 놓는 방법도 우리나라와는 달리 상 앞쪽에 가로로 놓는다.

음식을 먹을 때는 접시를 자기 가까이 가져가서 나누어 덜어 먹는다. 음식이 큰 접시에 담겨져 있을 때는 각 개인접시로 덜어내는 데 사용하는 전용 젓가락을 사용한다. 전용 젓가락이 없을 경우에는 개인 젓가락의 방향을 거꾸로 바꿔 사용한다. 자기 입에 닿았던 부분을 공동 음식에 대는 것은 다른 사람에게 불쾌함을 준다고 생각하기 때문이다.

2. 서양 음식예절

서양음식이란 구미요리의 총칭이며, 그 중심이 되는 프랑스 요리를 비롯하여 미국, 영국, 독일, 이탈리아 등 서구 여러 나라의 요리를 말하는 것으로서 각국의 지리적 조건, 기후, 산물 등의 차이에 따라 각기 자기나라의 실정과 기술에 맞는 요리로 개발되어 가고 있다. 일반적으로 서양요리의 특색은 식품의 사용이 광범위하고 식품 배합에 따른 음식의 맛과 색, 담는 그릇과의 조화가 잘 이루어지도록 연구되어 있는 것이다.

요즘 식생활의 서구화와 더불어 양식을 접할 기회가 많아짐에 따라 그들의 예절을 잘 익혀두면 외국인과의 교제에서도 원활함을 보여 국제적으로도 한국 국민으로서 품위를 유지할 수 있으며 식사시간에 자연스럽고 즐겁게 음식을 먹을 수 있게 될 것이다.

1) 서양요리 코스

서양요리는 식전주(aperitif), 전채요리(appetizer), 수프(soup), 생선요리(fish), 육류요리(entree), 샐러드(salad), 디저트(dessert), 음료(beverage)의 순서대로 즐기며, 이를 풀코스라고 한다. 코스요리를 주문하게 되면 위의 순서에 맞게 요리가 제공되므로 다양한 음식을 맛볼 수 있다. 코스 중의 일부를 생략하여 자신이 원하는 요리만을 주문할 수도 있다. 코스는 세 가지로 나뉘며 다음과 같다.

① 5 Course(전채 수프 주요리 후식 음료)

② 7 Course(전채 수프 생선 주요리 샐러드 후식 음료)

③ 9 Course(전채 수프 샤벳 주요리 샐러드 후식 음료 식후 생과자)

(1) 전채요리(appetizer)

프랑스어로는 '오르되브르(식사 전에 먹는 음식)', 영어로는 애피타이저라 부른다. 식욕을 돋우기 위해 식사 전에 먹는 음식인데 안주로 쓰이기도 한다. 너무 많이 먹으면 다음에 나올 메인 메뉴의 맛이 없어지는 만큼 적당히 먹거나 아예 주문하지 않아도 된다.

전채요리는 식욕을 촉진시키기 위해 식사 전에 가볍게 먹는 요리를 총칭하는 것으로 메인코스(main course) 전에 먹는 엑스트라(extra) 요리라는 의미를 가지고 있다.

전채요리는 크게 찬 음식과 더운 음식으로 나뉜다. 일반적으로 차가운 전채 다음에는 진한 맛의 요리(캐비어, 푸아그라, 생굴과 조개, 카나페 등)를 따듯한 전채 뒤에는 가벼운 요리(에스카르고-달팽이요리, 라비올리)를 선택한다.

(2) 수프(soup)와 빵(Bread)

① 수프(soup) : 일반적으로 수프는 포타주(potage)와 콩소메(consomme)로 나누어 진다. 흔히 감자 · 옥수수 등이 들어간 진하고 걸쭉한 수프를 포타주라고 하며 담백한 요리에 어울린다. 콩소메는 맑은 수프의 총칭이다. 맛이 진한 메인 요리를 먹기 전에 가볍게 맛을 본다. 정식 풀코스 수프로 적합하다.

② 빵(Bread) : 빵은 처음부터 테이블 위에 놓여 있는 경우도 있지만 연회의 경우 대개 수프를 먹은 직후 나온다. 빵은 처음부터 먹는 것이 아니며 수프와 함께 먹는 것도 아니다. 요리와 함께 먹기 시작해 디저트를 들기 전에 끝내는 것이 관례이다. 그러나 빵이 처음부터 제공되는 경우에는 조금씩 먹어도 좋다.

③ 생선요리(fish) : 생선은 과거에 세트 메뉴(set menu)의 한 코스에 불과했지만 오늘날에는 육류 요리를 기피하는 사람들의 선호 요리가 되었다. 생선요리는 담백하고 소화가 잘되기 때문에 어린이와 노인에게 특히 좋은 요리가 된다.

④ 육류요리(entree) : 육류요리는 식사의 중심이 되는 것으로 조리방법과 조리에 사용되는 육류의 종류가 다양하고, 구미 각국마다 즐겨 먹는 육류의 종류에도 차이가 있다. 보통 쇠고기 · 송아지고기 · 양고기 · 돼지고기가 육류요리로 제공되지만 일반적으로 쇠고기가 그 중심이 된다. '앙뜨레'는 영어의 'entrance'의 의미로 본격적인 식사를 시작한다는 의미이다.

⑤ 샐러드(salad) : 샐러드는 고기요리를 먹을 때 없어서는 안 되는 야채이다. 영미 사람들은 샐러드를 고기요리와 같이 먹거나 그 전에 먹는 반면 프랑스 사람들은 고기요리가 끝난 다음 먹는다.

⑥ 디저트(dessert) : 디저트는 보통 과자 · 케이크 · 과일 · 아이스크림 등이 나오는데 서양요리에서는 설탕을 거의 사용하지 않으며, 전분도 적게 사용되어

식후 달콤한 음식이 필요하게 된다. 따라서 디저트용 음식은 달콤하고 부드러운 것이 좋다.

⑦ 음료(beverage)매너 : 술을 마시지 못하는 사람이나 여성의 경우 식전주를 다 함께 마실 때에는 멍하니 앉아 있는 것보다 진저에일이나 주스 등을 마시는 것이 예의이다. 식사 중에 마시는 음료로서 일반적으로 와인을 마시며, 거의 신맛이 나는 드라이(dry)나 신맛이 약한 미디엄 드라이(medium dry)와인을 마신다. 경우에 따라서는 맥주나 칵테일(cocktail), 커피 또는 소프트 드링크(soft drink)를 마시기도 한다. 양식에서 식후주는 크게 브랜디(brandy)류와 리큐어(liqueur)로 나누어지는데 브랜디는 남성이, 리큐어는 여성들이 즐겨 마신다.

2) 양식 테이블 매너

(1) 식사 중 자리를 뜰 때

일단 자리에 앉은 다음에는 자주 들락거리지 않는다. 부득이 자리를 뜰 때는 잠깐 실례한다는 인사를 한다. 냅킨은 적당히 접어놓고 가거나 테이블 위에 얹어 둔다.

(2) 조미료를 사용할 때

음식에 소금, 후추를 무턱대고 뿌리는 것은 조리사에 대한 에티켓이 아니다. 특히 가정집에 초대받았을 때에는 되도록 나온 그대로의 음식을 맛있게 먹는다. 조미료가 필요한데 손이 잘 닿지 않는다면 옆 사람에게 부탁해 전달 받는다.

(3) 기침·재채기·하품

기침이나 재채기가 나올 때에는 손수건으로 입과 코를 가린다. 손수건이 없으면 급한대로 냅킨이나 손을 사용한다. 기침이 계속 나오면 실례한다는 말로 양해를 구하고 자리를 뜬다. 코를 풀고 싶을 때도 테이블에서 나오는 것이 좋으며, 가볍게 코를 닦을 때에는 손수건이나 휴지를 사용한다. 냅킨을 사용해서는 안되고 땀을 닦을 때도 마찬가지다.

(4) 음식이나 음료를 사용할 때

술 · 주스 등을 마시고 싶지 않을 때는 "저는 됐습니다. 감사합니다."라고 인사를 덧붙인다. 음식을 남기는 것은 좋은 매너가 아니므로 먹지 못할 음료나 음식을 주문하지 말거나 미리 거절한다.

(5) 뜨거운 음식을 먹었을 때

음식이 너무 뜨거우면 즉시 찬 음료를 마신다. 마실 것이 가까이 없을 때에는 종이 냅킨에 뱉어 그릇 한쪽에 놓아둔다.

(6) 이물질을 먹었을 때

음식에 돌, 머리카락 등이 들어 있을 때에는 웨이터를 불러 잘못을 지적하고 음식의 교체를 요구할 수도 있다. 가정집에 초대받은 상황이라면 남의 눈에 띄지 않게 재빨리 제거한 후 식사를 계속한다. 이미 입 안에 들어간 상태라도 되도록 조용히 뱉어 처리한다.

(7) 음식이 이 사이에 끼었을 때

손님과 마주앉은 상태에는 이쑤시개를 사용하지 않아야 하며 식사를 마친 후 화장실에서 처리한다.

Check up TEST

핵심연습문제

제8장 음식문화의 이해

01 테이블매너의 유의사항 중 옳지 않은 것은?

① 음식을 먹는 도중 포크, 혹은 나이프가 떨어진 경우 웨이터를 불러 새것을 요청한다.

② 중앙의 접시를 중심으로 나이프와 포크는 각각 왼쪽과 오른쪽에 놓는다.

③ 식사를 마친 후에는 냅킨을 적절히 접어 테이블위에 올려놓는다.

④ 나이프와 포크는 코스에 따라 각각 다른 것을 사용하는데, 바깥쪽에 있는 것부터 순서대로 사용한다.

02 비즈니스 석상에서 식사 시 지켜야 할 에티켓으로 적절하지 않은 것은?

① 웨이터를 부를 때는 소리 내어 큰소리로 부른다.

② 테이블에서의 상석은 외부의 경치가 내려다보이는 곳이다.

③ 직위와 연령, 여성, 기혼자 우선으로 자리 배치하여 앉는다.

④ 레스토랑 예약은 필수이며 입구에서 지배인의 안내해 주는 자리에 앉도록 한다.

03 중국요리 문화에서 추위와 온도의 차이가 심해 악천후를 이겨내기 위해 향신료를 이용한 요리가 발달한 곳은?

① 베이징요리　② 사천요리　③ 광동요리　④ 상해요리

04 중국의 요리문화 중에서 풍부한 해산물요리가 발전한 곳은?

① 베이징 ② 사천 ③ 광동 ④ 상해

05 다음 아래 내용에 해당하는 음식문화를 가지고 있는 나라는?

· 귀족적인 것과 민중적인 것이 확연히 구분
· 빵과 고기가 주식
· 지방질이 많은 고기 선호

① 러시아 ② 캐나다 ③ 터키 ④ 불가리아

06 불교의 예법으로 동물성 재료를 피하고 식물성 재료만을 이용한 일본요리는?

① 혼젠요리 ② 가이세키요리
③ 차가이세키요리 ④ 쇼진요리

07 홍차가 유명한 나라는?

① 영국 ② 프랑스 ③ 스페인 ④ 독일

08 다음 중 전채요리가 발달한 나라는?

① 영국 ② 프랑스 ③ 스페인 ④ 독일

09 다음 중 토마토를 이용한 요리가 발전한 나라는?

① 독일 ② 이탈리아 ③ 프랑스 ④ 영국

10 점심식사를 하고 난 후, 오후 일과 전까지 2-3시간의 휴식시간을 가지는 시에스타 습관을 가지고 있는 나라는?

① 스페인 ② 이탈리아 ③ 영국 ④ 프랑스

11 다음은 아래의 요리문화에 해당하는 곳은?

- 빵, 양고기와 요구르트 주식
- 케밥
- 라반
- 양젖의 치즈

① 아랍권 ② 아프리카권
③ 중남미권 ④ 유럽권

12 중국의 음식예절 중, 원탁테이블의 경우 가장 상석은?

① 입구에서 가장 안쪽의 중앙
② 입구에서 가장 가까운 곳
③ 입구에서 가장 가까운 곳의 중앙
④ 입구에서 가장 안쪽의 오른쪽

13 일본음식에 따른 예절이다. 바르게 기술하지 않은 것은?

① 밥 - 양손으로 밥공기를 들어 왼손위에 올려놓고 그대로 오른손 젓가락을 위에서 집어 왼손 가운뎃손가락 사이에 끼운다.
② 반찬 - 조림은 그릇째로 먹는다.
③ 초밥 - 초밥은 물수건에 손가락을 닦고 집어 먹어도 무방하다.
④ 꼬치 - 꼬치를 먹을 때 왼손으로 꼬치를 누르고 오른손 젓가락으로 구이를 전부 빼내고서 먹는다.

14 서양요리 Course순서를 바르게 나열한 것은?

① 스프 - 전채 - 샐러드 - 주요리 - 음료 - 후식
② 스프 - 전채 - 주요리 - 샐러드 - 후식 - 음료
③ 전채 - 스프 - 주요리 - 생선 - 후식 - 음료
④ 전채 - 스프 - 생선 - 주요리 - 샐러드 - 후식 - 음료

15 양식테이블 매너에 어긋나는 것은?

① 조미료를 사용할 때 조미료가 필요한데 손에 닿지 않는다면 옆 사람에게 부탁한다.

② 식사 중 자리를 뜰 때 냅킨은 의자위에 놓고 얹어 둔다.

③ 식사 중 자주 들락거리지 않는다.

④ 이물질을 먹었을 때 그 자리에서 뱉는다.

정답

1. ② 2.① 3.② 4.④ 5.① 6.④ 7.① 8.① 9.② 10.①
11.① 12.① 13.② 14.④ 15.④

제9장

각 국가의 의료문화

HEALTH CARE & CULTURE

1. 일본

일본은 효율적이고 강력한 의료체계를 갖고 있을 뿐만 아니라, 저가의 보장된 종합 의료 관리를 모든 국민들에게 제공하고 있다. 일본병원의 종류는 지역 내에서 중심적인 의료서비스를 제공하는 지역중핵병원이 있고, 암센터와 같이 특화된 전문병원이 있다.

일본인은 다른 국가의 사람들로부터 수혈이나 중증 질환수술을 받는 것을 꺼려하는 경향이 있으며 타인의 장기를 받는 것 또한 원치 않는 경향이 있고 개인위생이나 병원의 위생에 대해 각별히 중요시 한다. 또한 부인의 치료에 대한 남편의 결정권이 비교적 강한 편이다.

2. 중국

중국은 서양의학과 중국 전통의학의 혼합이 극심하고, 인구수와 대비해 전문화된 현대 의료기술이 부족하며, 전통과 현대 의약품의 혼합 오용도가 높다. 국민의 기본 건강관리에 대한 중 · 저급 의료인-보조의사, 구조요원에 대한 의존도가 높으며, 비도심 지역의 전문 의사 부족현상도 심각하다. 반면에 도심, 특히 해안을 따라 동방으로 집중되어 있는 중국의 경제 편향 현상은 높은 질의 의료서비스에 대한 수요를 계속 증가시키고 있다(한국보건산업진흥원, 2009).

중국인은 음양오행이 신체의 균형과 조화로 설명되며 우주 만물의 근본원리로 그 조화가 깨어지면 질병이 생기는 것으로 보고 침, 뜸, Hub, 정신요법(氣)등의 처방을 중심으로 한 중의학을 우선시하고 있다. 일반적으로 중국인에게서 자주 보이는 질병으로 당뇨, 뇌졸중, B형 간염, 고혈압, 결핵, 암 등을 들 수 있으며, 특히 HIV 등 성병에 있어서는 대단히 보수적인 성향을 보인다.

3. 러시아

러시아의 보건 및 의료 자금은 정부에 의해 조달되며, 모든 의료진은 정부에 의해 고용, 관리되고 있다. 그리고 의료기관과 시설은 정부의 소유이며, 국민들이 정부 소유의 시설을 이용하고 서비스 받는데 필요한 모든 비용은 국가가 부담한다. 그러나 사회주의 정부의 의료체계관리 실패로 인하여 현재까지도 장기적인 자금 부족에 시달리고 있으며, 후진화된 의료시설, 설비 체계가 여전히 유지되고 있다. 그로 인해 자본주의 과도기에 거친 국민들은 직접 지불을 하더라도 더 나은 의료서비스를 받고자 한다.

대접받는 것에 익숙하며 자존심을 중요하게 여기는 러시아 환자에게는 사전 병원 이용에 대한 오리엔테이션은 필수적이며 치료계획이나 입원치료의 필요성, 치료비 내역에 대해 상세한 설명이 필요하다. 러시아인들은 의료인의 권위를 존중하며, 그들이 결정해 주는 것을 선호한다.

4. 미국 · 캐나다

공공의 보건 지출은 연방정부와 지자체를 통해 나오는데 그 중 45%가 Medicare, Medicaid라는 보건 관리 서비스체계를 통해 고령자, 장애인, 빈민층 등 특정집단을 위해 사용된다. 그 외 대부분의 국민들은 그들의 고용주나 개인에 의한 보험에 가입되어 의료서비스를 제공받을 수 있으나, 전체 인구의 18%는 어떠한 보험에도 가입되어 있지 않아 미국 자국 내 의료서비스를 받는데 비용적으로 어려움을 겪고 있다.

국민 5~6명 중 1명이 의료보험 사각지대에 놓여 있고, 비싼 의료비 때문에 미국인들은 자국보다 의료비 부담이 적은 나라로 병을 치료하거나 건강검진을 위해 떠나고 있다(최영진, 2012, p.90-91).

환자 자신의 진단명, 진단결과, 치료 방향 등 자세한 설명을 원하며 자신의 상황에 대해서 정확히 알고 싶어 한다. 모든 부분에 있어서 청결, 위생 등을 매우 중요하게 생각하므로 각별한 주의를 요한다. 의료서비스에 있어서는 환자의 안전을 매우 중요시 한다. 또한 개인의 프라이버시를 매우 중요하게 생각하고 입원실에서는 조용히 혼자 치료받기를 원한다. 과도한 신체적 접촉에 대해 매우 예민하므로 불필요한 신체 접촉을 피하는 것이 좋다.

5. 중동계

중동지역의 중증질환자들은 자국보다 의료가 발달한 나라로 많이 이동하고 있다. 우리나라는 심장질환이나 암치료, 척추질환에 관한 의료수준이 높아 이런 중증환자들이 치료를 위해 많이 찾는다.

무슬림 문화권으로 의료진 또는 통역자도 가능하면 동성의 의료진 및 통역자로 하는 것을 선호한다. 종교와 관련한 활동을 존중해 줘야 하며, 종교와 관련한 제한 음식에 대한 사전 정보를 파악하여 맞춤 음식을 제공할 필요가 있다. 이때 환자용 식기 등도 1회용 용기사용을 선호한다는 것을 고려해야 한다(유태규, 2013).

병원의 경우 개인적으로 예배를 보거나, 예배실(정면이 반드시 메카가 위치한 정서쪽 방향으로 향하여야 함)을 만들어 기도를 할 수 있도록 하거나 병실 안에서 기도를 할 수 있도록 하여야 한다. 이때 병원은 병실에 미리 병실의 천정 또는 사물함의 서랍 안에 "kiblat(Qiblat)"라고 쓴 화살표를 메카방향으로 향하도록 표시하여 주어야 한다. 기도는 바닥에 기도용 양탄자를 깔고 하는데 기도 중에는 환자의 프라이버시를 보호하고 기도를 방해하지 않기 위하여 출입문에 기도 중이라는 사인을 붙여 놓을 필요가 있으며 가급적 출입을 삼가야 한다(한국관광공사, 2010).

Check up TEST

핵심연습문제

제9장 각 국가의 의료문화

01 러시아의 의료문화와 관련이 없는 것은?

① 대접받는 것에 익숙하며 자존심을 중요하게 여긴다.

② 사전병원 이용에 대한 오리엔테이션은 필수적이다.

③ 신체적 접촉에 대해 매우 예민하므로 불필요한 신체 접촉을 피하는 것이 좋다.

④ 치료계획이나 입원치료의 필요성, 치료비 내역에 대해 상세한 사전설명이 필요하다.

02 부인의 치료에 대한 남편의 결정권이 강한 나라는?

① 일본　② 중국　③ 러시아　④ 미국

03 다음 중 중국의 의료문화 중에서 틀린 것은?

① 서양의학과 중국 전통의학의 혼합

② 인구수에 비례하여 전문화된 의료기술

③ 비도심 지역은 전문의사 부족

④ 중국 동방지역의 의료수요 증가

04 종교와 관련된 음식제공과 1회용 식기 등을 사용하여야 하는 국가 환자는?

① 미국 · 캐나다 ② 일본 ③ 중국 ④ 중동

05 과도한 신체적 접촉에 민감함으로 주의 하여야 할 국가 환자는?

① 미국 · 캐나다 ② 일본 ③ 중국 ④ 중동

정답

1. ③ 2.① 3.② 4.④ 5.①

참고문헌

1. 단행본

강인호 · 김약수 · 정찬종 · 석미란 · 이원화(2012), 열린세상 글로벌 매너와 문화, 기문사.

김기훈 · 강신묵 · 공태현 · 김성우 · 김종길 · 김태성 · 김태열 · 문영전 · 위광복 · 이창은 · 장영재 · 정희태 · 황병덕(2013), 원무관리, 계축문화사.

김세웅 · 강명옥(2013), 글로벌시대의 이해와 국제매너, 피스북.

김수배 · 이도연(2011), 원무관리론, 군자출판사.

김수욱 · 김승철 · 김희탁 · 성백서(2008), 서비스운영관리, 한경사.

김연성 · 박영택 · 서영호 · 유왕진 · 유한주 · 이동규(2005), 서비스경영, 법문사.

김정아 · 임혜경 · 박종원(2013), 병원코디네이터, 수문사.

김정석 · 이수명 · 김현애(2011), 생활예절, 새로미.

도미경(2008), 관광서비스의 이해, 백산출판사.

민혜성 · 이승연(2011), 글로벌 에티켓과 매너, 대왕사.

류정걸(2013), 병원관리실무, 백천.

박상수(2011), 직장생활과 인간관계, 백산출판사.

박종덕 · 홍창식(2014), 의료관광전문가를 위한 의료관광, 보문각.

엄영진(2010), 건강과 의료의 경제학, 계축문화사.

우봉식 · 박대한 · 최재길(2010), 의료관광 에이전시와 관광가이드, 소화.

유명희(2010), 의료관광마케팅, 한올출판사.

유승흠(1990), 의료정책과 관리, 기린원.

유태규(2013), 보건의료서비스지원관리, 메디시언.

윤대순 · 이하정 · 원종혜 · 전정희 · 조희정 · 최종애(2006), 관광과 예절, 백산.

이견직(2010), 의료경영학, 무역경영사.

이상우 · 김영리 · 이정욱(2012), 글로벌 에티켓 & 글로벌 매너, 대왕사.

이은희 · 서길희 · 소애영 · 윤기주 · 이경숙 · 임선옥 · 정주연 · 최선하 · 최정숙 · 홍은영 공역(2012), 간호에서의 다문화개념, 수문사.

이정우(2009), 원무관리, 보문각.

이정학(2006), 서비스경영, 기문사.

임창희 · 홍용기(2012), 비즈니스 커뮤니케이션, 청람.

신우성(2011), 환대산업서비스, 대왕사.

정용엽(2013), 보건의료행정론, 한국학술정보(주).

조명환(2011), 관광문화론, 백산출판사.

차길수(2008), 서비스 인간관계론-서비스생산자와 고객의 관계, 대왕사.

최영진(2012), 병원코디네이터, 청구문화사.

이혁진 · 이춘호(2011), 문화관광론, 현학사.

CS리더스 자격연구회(2013), CS 리더스관리사, 한국표준교육센터.

2. 보고서

관계부처합동(2009a), 신성장동력 참고자료.

관계부처합동(2009b), 신성장동력 추진계획 : 고부가 서비스산업 분야.

국가과학기술위원회(2009), 신성장 동력 비전 및 발전전략.

국제병원 인증지원센터(2010), 글로벌 헬스케어 시대의 의료의 질 향상, 고려의학.

보건복지가족부(2011), 2010년 외국인 환자유치실적 분석자료.

유우익(1998), 한국의 문화관광지도 작성연구, 한국문화정책연구원.

유지윤(2006), 관광산업 복 · 융합화 촉진방안-의료관광을 중심으로, 한국문화관광연구원.

유지윤(2008), 의료관광특구 도입에 관한 연구-관광특구 테마화를 중심으로, 한국문화관광연구원.

이용균(2005), 의료산업 활성화의 전제조건, 한국병원경영연구원.

한국관광공사(2008), 의료관광마케팅조사.

한국관광공사(2010), 의료관광객을 위한 병원문화 및 대표음식 매뉴얼.

한국관광공사(2012), 한국의료관광총람_입문편.

한국문화관광연구원(2012), 국제문화교류 진흥방안.

한국문화관광연구원(2013a), 문화융합형 관광산업 활성화 방안.

한국문화관광연구원(2013b), 국제문화교류 전문인력 양성을 위한 기초연구.

한국보건산업진흥원(2006), 보건의료서비스산업 육성을 위한 해외유치 활성화 방안.

한국보건산업진흥원(2009), 국제의료서비스 아카데미 운영 · 지원 사업.

3. 학술지 및 논문

김미경(2010), "한국의료관광 참여의도의 영향요인에 관한 연구 : 일본과 중국의 잠재 수요자를 대상으로", 대한관광경영학회, 제24권 제6호, pp.213-232.

김미교(2007), "병원 선택속성에 따른 의료서비스 만족도에 관한 연구", 동의대 대학원 박사논문.

김미주(2009), "Mixed logit 분석을 통한 최적의 한국형 의료관광상품 개발", 세종대학교 대학원, 박사논문.

김민철(2007), "한국도서관광의 매력요인 분석", 한양대학교 박사논문.

김민철 · 문성종 · 부창산(2008), "AHP를 이용한 제주지역 의료관광 분야의 우선순위분석에 관한 연구", 관광연구, 제22권 제4호, pp.281-300.

김사헌(2005), 문화관광과 문화관광자 : 그 개념과 특성에 관한 시론, 관광학연구, 제29권 제1호, pp.9-26.

김양균 · 김준석(2009), "소비가치 이론을 이용한 의료소비자의 의료기관 선택요인분석: 중소병원, 종합병원, 대형종합병원 비교 중심으로", 품질경영학회지, 제37권 제4호, pp.71-86.

김은옥 · 조순연(2004), "일부병원 외래환자의 병원선택 동기, 병원만족도와 재이용의도에 관한 연구", 임상간호연구, 제10권 제1호, pp.145-159.

김한숙(2010), "민간검진과 국가검진 이용자의 특성비교를 통한 건강검진 정책 효율화 연구", 경희대학교 대학원 박사논문.

김현지(2007), "헬스투어 참가여부에 따른 만족도와 주관적 안녕감 평가차이에 관한 연구", 관광학연구, 제31권 제2호, pp.165-186.

김혜영(2009), "의료관광산업 활성화를 위한 영향요인 분석", 관광연구저널, 제23권 제4호, pp.5-18.

박민향(2009), "병원선택속성이 고객만족과 고객충성도에 미치는 영향분석", 충북대학교 대학원 박사논문.

박봉규(2008), "의료관광 목적지 결정요인에 관한 탐색적 연구: 부산방문 일본관광객 중심으로", 일본근대학연구, 제19집, pp.253-269.

박용억(2000), "한방병원 입원환자의 의료재이용 결정요인에 관한 연구", 대한보건협회학술지, 제26권 제3호, pp.317-324.

박종덕(2013), "의료서비스산업 입지요인 정립에 관한 연구", 경기대학교 대학원 박사논문.

부창산(2008), Health Tourism의 개념정립 및 활성화 방안, 제주특별자치도 지역혁신협의회 국제자유도시 분과협의회 발표자료.

부창산(2009), "Healh Tourism 유형별 개념정립과 개발모형 적용에 관한 연구", 제주대학교 대학원 박사논문.

원영미 · 노민경 · 김명수(2007), "의료관광전문가의 활성화 방안에 관한 탐색적 연구", 관광정책연구원, 제13권 제1호, pp.108-126.

윤여룡 · 유승흠 · 김유영 · 오현주(2003), "환자들의 의료시장개방에 대한 인식도와 외국병원 선택요인", 병원경영학회지, 제8권 제3호, pp.32-48.

이경환 · 주영환(2005), "건강테마형 여행유형 및 자원사례", 관광연구저널, 제19권 제2호, pp.143-153.

이선희(1996), "소비가치 이론에 의한 병원선택 요인 연구", 이화여자대학교 예방의학교실, pp.22-30.

이은미 · 김원인 · 이계희(2009), "대구시 의료관광 선택속성과 활성화 방안", 관광연구, 제24권 제2호, pp.109-125.

이희승 · 전혜진 · 김기홍(2010), "국제의료관광 소비자의 선택속성에 관한 연구", 통상정보연구, 제12권 제4호, pp.345-362.

임형택(2009), "융 · 복합 관광상품 소재로서 의료관광 활성화 방안", 호텔관광연구, 제34권, pp.202-216.

장양례(2011), "MDS 분석방법을 활용한 한국의 의료관광 경쟁력 비교", 호텔관광연구, 제42권, pp.89~104.

전명숙(2007), "항공, 관광: 의료관광 활성화방안에 관한 연구", 한국항공경영학회 추계학술대회, pp.225-236.

전제란(2009), "의료관광의 주요성공요인 및 중요도에 관한 연구", 한국산학기술학회논문지, 제10권 제5호, pp.1052-1059.

조우현, 김한중, 이선희(1992), "의료기관 선택기준에 관한 연구", 예방의학회지, 제25권 제1호, pp.53-63.

최용환(2001), "의료서비스 이용자의 선호형태에 관한 연구", 성균관대학교 대학원 박사논문.

홍현아 · 임근욱 · 김수성(2007), "휴양형 주거단지 개발에 따른 의료관광 현황과 인지도에 관한 탐색적 연구", 관광연구저널, 제21권 제2호, pp.53-70.

4. 외국 자료

Bennett, M., King, B., and Milner, L.(2004), "The health resort sector in Australia: A positioning study," Journal of Vacation Marketing, Vol.10 No.2, pp.127-137.

Carrera, P.M., and Bridges, J.F.P.(2006), "Globalization and Healthcare: Understanding health and medical tourism," Expert Review of Pharmacoeconomics and Outcomes Research, Vol.6 No.4, 447-454.

Connell, John.(2006), "Medical tourism. The newest of niches," Journal of tourism recreation research, Vol.31 No.1, pp.99-102.

Deloitte.(2008), Medical Tourism. Consumers in Search of Value. Washington DC: Deloitte Center for Health Solutions. Available at http://www.deloitte.com/dtt/cda/doc/content/us_chs_MedicalTourismStudy(1).pdf

Dixon, Sheila.(2009), Report on the national patient choice survey-December 2008 England, Department of Health England.

Evans, J.R, and Berman, B.(1984), Service and Non-profit American Marketing, New York: Marcmillan Publishing Company.

Fetter, R.B., and Freeman, J.L.(1986), "Diagnosis related groups: Product line management within hospital," Academy of Management Review, Vol.11 No.1, pp.41-54.

Goodrich, J.N., and Goodrich, G.E.(1987), "Health-care tourism: An exploratory study," Tourism Management, Vol.8 No.3, pp.217-222.

Gupta AS.(2004), Medical Tourism and Public Health, People's Democracy, Vol.27 No.19, May 09.

Hall, C.M.(1992), "Adventure, sport and health tourism," in Weiler, B., and Hall, C.M.(eds), Special interest tourism, Bellhaven Press:London.

Henderson, J.C.(2004), "Healthcare Tourism in Southeast Asia," Tourism Review International, Vol.7 No.3-4, pp.111-113.

Jagyasi, Prem.(2008), "Defining medical tourism another approach," Medical Tourism Magazine, issue 6, pp.9-11.

Laws, E. (1996) "Health tourism, a business opportunity approach" Rout ledge.

Malhotra, N. K.(1983), "Stochastic Modeling of Consumer Preferences for Health Care Institutions," Journal of Health Care Marketing, Vol.3 No.4, pp.18-26.

Pollock, A., and Williams, P.(2000), "Health Tourism Trends: Closing the Gap between Health Care and Tourism," pp.165-73 in W.C. Gartner and D.W. Lime (eds.) Trends in Outdoor Recreation, Leisure and Tourism. Wallingford: CABI Publishing.

Smith, Melanie., and Puczko, Laszlo.(2009), Health and Wellness tourism, Bulterworth-Heinemann, Hungary.

Tourism Research and Marketing.(2006), "Medical tourism: A global analysis," ATLAS.

Wind, Y., and Spitz, L.(1976), "Analytical Approach to Marketing Decisions in Health Care Service Institution," Operation Research, Vol.24, pp.973-990.

York, D.(2008), "Medical tourism: the trend toward outsourcing medical procedures to foreign countries," Journal Of Continuing Education In The Health Professions, Vol.28, pp.99-102.